MW00892858

Manual de Estética

Introducción y práctica para Spa y Clínicas estéticas

Copyright

Acerca del Autor

David Isaac Ruiz A.. (Abril 14, 1981) Es un escritor y editor panameño. Se ha desempeñado en diversos cargos profesionales del estado y empresas privadas. Él publicó por primera vez cuentos y poesía en el libro colectivo "Contar no es juego", 2007, junto a otros noveles autores egresados del Diplomado de Creación Literaria que imparte el escritor Enrique Jaramillo Levi en la Universidad Tecnológica de Panamá. Su primera publicación bajo el sello independiente Ediciones Promonet en género ficción es "Ferrante y el Castillo del Huevo Mágico", 2019, novela de género histórico fantástico. Durante su vida Ruiz también ha incursionado en el desarrollo de proyectos de cine como el largometraje animado "Aventura en Tierra Firme: El Waca de Plata" el cual fue becado como finalista en el Panama Film Lab 2013, y es coautor del guión adaptado para el largometraje de la novela homónima "Mujeres en fuga" de la escritora panameña Rose Marie Tapia, 2015. Otro de los libros digitales que publica con la colaboración de profesionales de la estética es "Manual de Estética: Introducción y práctica para Spa y Clínicas estéticas" que esta enfocado en las terapias y tratamientos de salud y belleza más comprobados en la actualidad, "Manual de Producción Multimedia" para la industria audiovisual latinoamericana y además el "Manual de Administración de Negocios".

Otros manuales profesionales de nuestra colección:

- "Manual de Producción Multimedia" por David Ruiz, 2018. Guía de desarrollo de proyectos audiovisuales, filmación, rodaje cinematográfico, guionistas, registro legal y mucho más.

3

- "Manual de Estética" por David Ruiz, 2017 - 2020. Guía para esteticistas en diversas terapias de belleza y salud corporal reeditado con nuevos temas y capítulos actualizados.
- "Manual de Administración de Negocios" por David Ruiz, 2020. Guía para estudiantes de Finanzas, Comercio internacional, Recursos Humanos, Mercadeo y otras áreas afines con más temas y capítulos actualizados.

También disponible en Amazon.com de Ediciones Promonet:

- "Ferrante y el Castillo del Huevo Mágico" por David Ruiz, 2019. Novela de ficción histórica y fantástica acerca de una leyenda en Italia.
- "Jean Santeuil" por Marcel Proust, 1954. Novela de ficción histórica francesa con nuevas notas de referencias en formato digital. (2015)
- "Trazos Oscuros" por Rainer Castellá, 2019. Novela de ficción y suspenso sicológico.
- "Sinónimo de lo desconocido" por Mile Avila, 2019. Novela de romance y suspenso.
- "Muchachos de los Canarreos" por Lázaro Pujol, 2019. Novela aventura juvenil caribeña.
- "Tres Osos Polares en Navidad" por Aaron Ruiz, 2019. Cuento para colorear y leer.
- "Relatos Entre el bien y el mal" por Varios autores, 2019. Colección de relatos de terror y fantasía.
- "Odo I: La Alianza" por Joge Schutlz, 2019. Novela aventura épica y fantástica.
- "El Último Burgués: El caso del curador de Sorolla" por Rainer Castellá, 2020. Novela de ficción y suspenso policial.
- "Blanche y la maldición del mariscal Guilles" por Rainer Castellá, 2020. Novela histórica y de ficción erótica.

Tabla de Contenido

Manual de Estética
Clic sobre imagen para ir al contenido

DESCARGAR ESTE AUDIOLIBRO

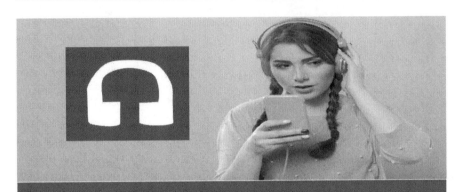

PASOS PARA DESCARGAR AUDIOLIBRO
"MANUAL DE ESTÉTICA"

1. Desde tu cuenta de gmail, abre el ícono de tres puntos, ubicado a la derecha del panel de correo electrónico y selecciona del menú que se despliega a Google Drive. Esto lo puedes hacer desde computadora o celular androide compatible. Si no tienes el app de Google Drive, puedes instalarlo desde Play Store.

2. Una vez que creas tu cuenta, podrás accesar a nuestro archivo MP3 compartido a través del enlace a nuestro audiolibro, que está hipervinculado a nuestra cuenta de Google Drive. Es un Bonus exclusivo para los lectores de este Manual.

3. El archivo MP3 es una narración artificial, con duración de 7 horas, con sonido de alta calidad y con un peso de descarga de sólo 163.MB que podrás guardar en tu carpeta "Descargas" y reproducir desde cualquier reproductor de MP3 de compatibilidad general todas las veces que quieras. Listo, haz clic sobre el botón de "Descargar Audiolibro"!..

DESCARGAR AUDIOLIBRO

Prólogo

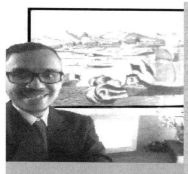

" Vernos mejor potencializa nuestra autoestima, a un nivel de proyección personal que nos permite alcanzar la atención de los demás y comunicarnos efectivamente. Ese es el propósito de la estética. "

David Isaac Ruiz
Escritor

En Mayo de 2017 publicamos la primera edición de este manual de estética, el cual en estos tres años de promoción continua ha recibido una grandiosa aceptación del público de lectores de habla hispana, inglesa y traducido a otros seis idiomas de los continentes de Europa y Asia. Consideramos que la salud y el bienestar de nuestros queridos lectores es un tema delicado y de mucha importancia, por ello decidimos revisar su contenido para mejorarla con 24 temas adicionales que no se habían incluido antes, más gráficas, además de añadir al final un capítulo adicional con terapias de relajación que compendia de manera concisa y amena aquellos conceptos que completan una obra de este campo de la ciencia de la belleza. Otra innovación que aplicamos en esta versión son las secciones de "Ideas claves y actividades sugeridas" para los instructores y estudiantes de estética de escuelas especializadas. Aquí el lector encontrará videos y audiolibros como material didáctico exclusivo, con temas que vienen incluidos en esta edición para afianzar el proceso de aprendizaje. Por todas estas razones nosotros celebramos esta segunda edición con mucho orgullo y satisfacción.

Por ello, este libro fue publicado para todas aquellas personas que ven en el arte de la estética corporal una forma de emplear su tiempo provechosamente. Y como las figuras femenina y masculina, son parte de la autoestima que es el factor más relativo a la salud mental, a la realización personal y a la felicidad, cuenta con varios capítulos que van ilustrando, definiendo y explicando muchos de los conceptos y procedimientos que son necesarios para trabajar dentro de una clínica estética, o inclusive administrarla como un negocio propio. La bibliografía disponible en la Internet sobre las técnicas y protocolos de belleza más aceptados al presente, ha quedado actualizada con este Manual que no dejó nada pendiente porque se han incluido todos los temas y subtemas que completarán cualquier duda que se tenga y esté relacionada a este campo tan recomendado en nuestros días.

Comenzando con el capítulo uno donde abordamos el origen y teoría de la Estética desde la antigua Grecia y la comparamos con el replanteamiento contemporáneo. En el segundo titulado "Subespecialidades estéticas" definimos su concepto, relaciones intermedias, sus tipos y destacamos los beneficios saludables que se pueden obtener desde varios tipos de terapias que combinan lo natural y las técnicas milenarias. Y veremos cómo la estética también ayuda a las personas en casos más graves donde los traumas faciales sufridos por algunos accidentes que desfiguran nuestro rostro con métodos científicos más invasivos.

"Cosmetología y productos" es el título del tercer capítulo que nos describe los protocolos con los pasos detallados de un masaje para las molestias de la cara y nos presenta la tipología de la piel. Además encontramos aquí una introducción a la cosmetología más extensa. Seguidamente abordamos extensamente nueve de los tratamientos corporales más utilizados en las clínicas por las esteticistas que nos advertirán también de cuándo son aplicables a las pacientes y a quienes están contraindicados. En algunos de este capítulo también hallará los ejemplos de los documentos médicos para el expediente del paciente de la clínica de estética tal y como deben ser llenados y archivados para un servicio de excelencia.

La depilación especializada es otro capítulo de éste tema que desarrollamos desde las características del pelo, criterios de selección de técnica depilatoria, clases de técnicas y por supuesto sus protocolos al proceder a aplicarlos.

Otro de los tópicos que no hemos dejado fuera de este libro es la Anatomía abarcando tres de los sistemas y aparatos corporales más directamente asociados a los tratamientos y terapias estéticas que se disponen a los consultorios de belleza. El capítulo siete es acerca de la nutrición que en sus nueve subtítulos anteriores añade prácticas alimentarias, artículos de salud y recetas saludables, por lo que en esta reedición reproduce algunos capítulos del libro "12 dietas de Plenitud" donde entre otras opciones se puede determinar el índice de masa corporal.

En el octavo capítulo conoceremos cómo se diferencian las terminologías de protocolo y etiqueta, sus orígenes históricos y evolución hasta nuestros días en que el postmodernismo le introduce normas o reglas subconscientes en los miembros de la sociedad sobre cómo proyectar su carrera en el medio artístico, entre otros muchos consejos de los estilos de vestir tanto para damas como para caballeros. Las costumbres de etiqueta culturales también son otro interesante tema que hemos querido presentar exhaustivamente en esta sección. El penúltimo capítulo es para los profesionales de la estética y culmina con los detalles y conocimientos que todo esteticista debe conocer. Y finalmente el nuevo capítulo décimo de esta reedición que compila 4 de las terapias de relajación antes tratadas junto a otras seis nuevas terapias que amplían así los temas de esta reedición 2020.

Siempre será un placer para nosotros compartir con ustedes amigas y amigos lectores, los más importantes datos de la estética y belleza que haya podido hasta ahora compilar para este manual o guía, que se hace más extensa. Esperamos que para usted no se quede en el olvido y pueda aprovechar estos conocimientos para su profesión, su familia y bienestar personal.

El autor.

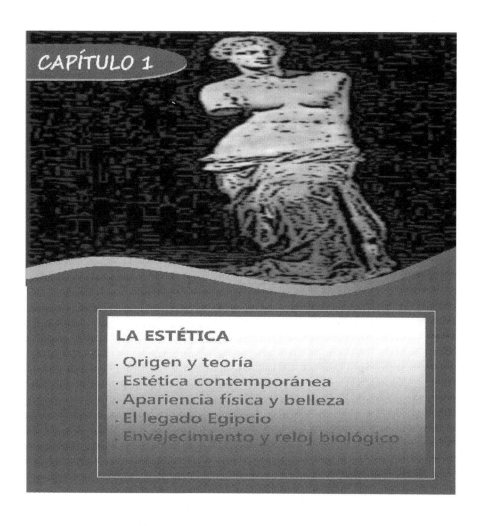

CAPÍTULO 1

LA ESTÉTICA

. Origen y teoría
. Estética contemporánea
. Apariencia física y belleza
. El legado Egipcio
. Envejecimiento y reloj biológico

La Estética

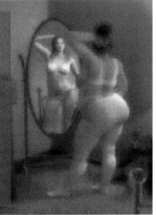

La percepción de la belleza y la fealdad es lo que comúnmente conocemos como estética. Esta propiedad se convierte en un prototipo de belleza idealista que se consolida como modelo o norma a los profesionales esteticistas para calificar así el objeto en sí mismo, es decir la persona. A pesar del auge que esta tendencia socio cultural ha tenido en las últimas décadas, el término fue tomado en 1753 por el filósofo alemán Alexander Gottlieb Baumgarten, cuyo conceptualización es constantemente modificada por las nuevas expresiones científicas y la opinión pública.

La estética traza varios niveles de medición de los atributos de la belleza humana que van desde la sencillez de lo bonito, el candor de lo bello y en el más alto concepto la naturalidad de lo hermoso. Otros sustentan que la belleza interior de una persona se puede valorar por las cualidades positivas que una persona práctica ante las demás personas que sin sobrevalorar lo físico como regularmente destacamos, hacen de los valores humanos el primordial estándar de estimación social y reconocimiento público.

Reconocemos que la apariencia física, la vestimenta y los modales de nuestro comportamiento son signos de educación o preparación académica, así como de estatus social, pero el atractivo físico también se plantea si existe diferencia entre lo bello y lo sublime. Por un lado hallamos los factores inherentes en la personalidad y experiencia de cada persona como la "Vanidad" la cual es definida como una cualidad de engreimiento y presunción por lo que se ostenta o demuestra. Paralelamente el sentido del "gusto personal" se diferencia en cada individuo o grupo de influencia, entre el devenir de las modas sociales, podemos señalar que someternos al arbitrio de jurados luego de prepararnos e instruirnos en el área de la comunicación, medios audiovisuales, modelaje, publicidad y otros campos similar; requiere un proceso previo de adaptación a la crítica al no caer en gracia y soñar en una meta por el gusto.

Otro aspecto de la estética que no nos debe apenar ni cohibir en todo momento es el sentido de pertenencia a una raza, término que se utiliza para clasificar a la humanidad de acuerdo a características físicas y genéticas. Históricamente, los antropólogos físicos habían dividido a la humanidad, atendiendo a sus rasgos morfológicos, en tres grandes subdivisiones o razas: negroide, mongoloide y caucasiana. Algunos científicos fueron más allá añadiendo la amerindia y la oceánica. Como concepto biológico, la raza era más evidente cuando las diferencias hacían referencia a los rasgos morfológicos, como la pigmentación de la piel, el color, forma y grosor del cabello, la forma de la nariz o la estructura corporal. La aparición del análisis genético vino a refutar esta idea. Antes de esta definición, la clasificación de las razas dependía de una combinación de factores geográficos, ecológicos y morfológicos. Sin embargo, el término raza es polémico por las nociones de superioridad e inferioridad que lleva implícitas. El concepto de raza no resulta particularmente útil desde el punto de vista biológico o sociológico, ya que todas las razas pertenecen a una única especie biológica, Homo sapiens, y sólo muestran pequeñas variaciones genéticas. La cultura constituye un factor mucho más importante a la hora de determinar la conducta y estilo de vida de los diferentes grupos humanos. La raza constituyó la justificación para implantar el estado de esclavitud, la persecución de minorías y otros grupos sociales, como la del pueblo judío durante la Alemania nazi, o el sistema de apartheid en Sudáfrica.

La medicina, y la psicología del arte, aunque disciplinas independientes, están relacionadas con la estética. La psicología del arte está relacionada con elementos propios de esta disciplina como las respuestas humanas al color, sonido, línea, forma y palabras, y con los modos en que las emociones condicionan tales respuestas. En la medicina, las cirugías son el tratamiento de una enfermedad o corrección de una deformidad o defecto, por procedimientos manuales u operatorios, con o sin el uso de medicamentos. Esta rama de la medicina se subdivide según la naturaleza del procedimiento empleado en: cirugía general, que trata todo tipo de lesiones; cirugía ortopédica (del aparato locomotor) que se encarga de corregir las deformidades; cirugía plástica, que trata de reconstruir los tejidos y reparar la pérdida de los mismos, en especial por medio de la transferencia de tejidos. La cirugía también se subdivide según la región interesada en: neurocirugía (sistema nervioso central y médula espinal); cirugía ORL (oído, nariz, garganta); cirugía cardiaca (corazón); cirugía vascular (sistemas arterial, venoso y linfático); cirugía torácica (tórax y pulmones); cirugía digestiva (órganos abdominales y pélvicos); cirugía urológica (riñones, aparato excretor y genitales) y cirugía ginecológica (sistema reproductor femenino).

Origen y teoría

Como muchas de las ramas filosóficas, la estética se originó en Grecia junto a la filosofía. En esta evolución, entre las leyendas de los variados dioses griegos se personifican los valores de la fealdad y la belleza masculina y femenina hallamos algunos de los mitos más reveladores de los sentimientos humanos. Por la personificación de la belleza femenina se señala a Afrodita, diosa del amor y la belleza, equivalente a la Venus romana. En la Iliada de Homero aparece como la hija de Zeus y Dione, una de sus consortes, pero en leyendas posteriores se la describe brotando de la espuma del mar y su nombre puede traducirse como 'nacida de la espuma'. En la leyenda homérica, Afrodita es la mujer de Hefesto, el feo y cojo dios del fuego. Entre sus amantes figura Ares, dios de la guerra,

18

que en la mitología posterior aparece como su marido. Ella era la rival de Perséfone, reina del mundo subterráneo, con quien luchó por el amor del hermoso joven griego Adonis. Mientras que el hermoso joven Adonis, amado por las diosas Afrodita y Perséfone es la personificación masculina. Nacido de la unión incestuosa del rey Cíniras de Chipre y de su hija, Adonis fue puesto bajo la custodia de Perséfone, reina del mundo subterráneo. Cuando Adonis murió al ser atacado por un jabalí salvaje al que cazaba, Afrodita imploró al dios Zeus que se lo devolviese. Zeus decretó que Adonis pasaría los meses invernales con Perséfone en el Hades y los estivales con Afrodita. La historia de su muerte y resurrección es símbolo del ciclo natural de la muerte y el renacimiento. La encarnación pagana de la fealdad es Pan que en la mitología griega, es el dios de los bosques, los campos y la fertilidad, hijo de Hermes, mensajero de los dioses, y de una ninfa. En parte animal, con los cuernos, las patas y las orejas de un macho cabrío, era una divinidad robusta, dios de los pastores y de los cabreros. Músico magnífico, con su flauta de carriza o caramillo acompañaba a las ninfas del bosque mientras danzaban. Sus lugares preferidos eran las montañas, las cuevas y parajes agrestes, pero su favorito era la Arcadia, donde había nacido. Inventó esta flauta cuando iba persiguiendo a la ninfa Siringa y la encerró en un lecho de cañas para que no pudiera escapar de él; Pan, entonces, tomó cañas de longitud desigual y tocó con ellas. El dios galanteaba siempre a las ninfas tocando el instrumento, pero todas lo rechazaban por su fealdad. Se supone que la palabra pánico deriva del temor que sentían los viajeros cuando oían el sonido de su flauta en la soledad de la noche.

Respecto a la primera teoría estética de algún alcance fue la formulada por Platón, quien consideraba que la realidad se compone de formas que están más allá de los límites de la sensación humana y que son los modelos de todas las cosas que existen para la experiencia humana. Los objetos que los seres humanos pueden experimentar son ejemplos o imitaciones de esas formas. La labor del filósofo, por tanto, consiste en comprender desde el objeto experimentado o percibido, la realidad que imita, mientras que el artista copia el objeto experimentado, o lo utiliza como modelo para su obra. Así, la obra del artista es una imitación de lo que es en sí mismo una imitación. En su diálogo El Banquete indicaba la diferencia entre contemplar la apariencia de belleza y alcanzar la propia idea de lo bello. El pensamiento platónico tenía una marcada tendencia ascética. En otro de sus más famosos diálogos, La República, fue aún más lejos al repudiar a algunos tipos de artistas de su sociedad ideal porque pensaba que con sus obras estimulaban la inmoralidad o representaban personajes despreciables, y que ciertas composiciones musicales causaban pereza e incitaban a los individuos a realizar acciones que no se sometían a ninguna noción de medida.

Uno podía imitar las "cosas como deben ser", escribió, y añadió que "el arte complementa hasta cierto punto lo que la naturaleza no puede llevar a un fin". Aristóteles también habló del arte como imitación, pero no en el sentido platónico. El artista separa la forma de la materia de algunos objetos de la experiencia, como el cuerpo humano o un árbol, e impone la forma sobre otra materia, como un lienzo o el mármol. Así, la imitación no consiste sólo en copiar un modelo original, sino en concebir un símbolo del original; más bien, se trata de la representación concreta de un aspecto de una cosa, y cada obra es una imitación de un todo universal.

La manera de administrar se consideró un arte al citar a Aristóteles y a Platón, la estética era inseparable de la moral y de la política. El primero, al tratar sobre la música en su Política, mantenía que el arte afecta al carácter humano y, por lo tanto, al orden social. Dado que Aristóteles sostenía que la felicidad es el destino de la vida, creía que la principal función del arte es proporcionar satisfacción a los hombres. En su gran obra sobre los principios de la creación artística, Poética, razonaba que la tragedia estimula las emociones de compasión y temor, lo que consideraba pesimista e insano, hasta tal punto que al final de la representación el espectador se purga de todo ello. Esta catarsis hace a la audiencia más sana en el plano psicológico y, así, más capaz de alcanzar la felicidad. Desde el siglo XVII, el drama neoclásico estuvo muy influido por la Poética aristotélica. Las obras de los dramaturgos franceses Jean Baptiste Racine, Pierre Corneille y Molière, en particular, se acogían a los principios rectores de la doctrina de las tres unidades: tiempo, lugar y acción. Este concepto dominó las teorías literarias hasta el siglo XIX.

Finalmente, una situación moderna sería la de la provocación del piropo o halago que se brinda al ver pasar a alguien del sexo opuesto. Como decir La experiencia estética se encuentra muy cercana a la experiencia mística, pues genera un abandono terrenal mientras se contempla el objeto estético. Durante la edad media, el arte estuvo al servicio de la expresión religiosa y sus principios estéticos se basaron, de manera primordial, en el neoplatonismo. A lo largo del renacimiento, en los siglos XV y XVI, el arte vivió un proceso de secularización y la estética clásica abarcó más campos que el meramente religioso. Aunque vinculado al neoplatonismo, el filósofo del siglo III Plotino otorgó una mayor importancia al arte que el propio Platón. En sus tesis exponía que el arte revelaba la forma de un objeto con mayor claridad que la experiencia normal y lleva al alma a la contemplación de lo universal. De acuerdo con Plotino, los momentos más elevados de la vida son estados místicos, con lo que daba a entender que el alma está unida, en el mundo de las formas, a lo divino, que él conceptuaba como "lo Uno".

Estética contemporánea

La estética como tratamientos terapéuticos exógenos, son un termino que se utiliza como un "neologismo", sin embargo la modernidad nos trajo los aportes de cuatro filósofos de finales del siglo XIX y principios del siglo XX con sus respectivos pensamientos de las principales influencias estéticas contemporáneas.

En Francia, Henri Bergson definió la ciencia como el uso de la inteligencia para crear un sistema de símbolos que describa la realidad aunque en el mundo real la falsifique. El arte, sin embargo, se basa en intuiciones, lo que es una aprehensión directa de la realidad no interferida por el pensamiento. Así, el arte se abre camino mediante los símbolos y creencias convencionales acerca del hombre, la vida y la sociedad y enfrenta al individuo con la realidad misma.

En Italia, el filósofo e historiador Benedetto Croce también exaltó la intuición, pues consideraba que era la conciencia inmediata de un objeto que de algún modo representa la forma de ese objeto, es decir, la aprehensión de cosas en lugar de lo que uno refleje de ellas. Las obras de arte son la expresión, en forma material, de tales intuiciones; belleza y fealdad, no obstante, no son rasgos de las obras de arte sino cualidades del espíritu expresadas por vía intuitiva en esa misma obra de arte.

El filósofo de origen español Jorge Ruiz de Santayana razonó que cuando uno obtiene placer en una cosa, el placer puede considerarse como una cualidad de la cosa en sí misma, más que como una respuesta subjetiva de ella. No se puede caracterizar ningún acto humano como bueno en sí mismo, ni denominarlo bueno tan sólo porque se apruebe socialmente, ni puede decirse que algún objeto es bello, porque su color o su forma lleven a llamarlo bello. En su ensayo El sentido de la belleza (1896) propuso novedosos argumentos para una consideración fundamentada del fenómeno estético.

El pedagogo y filósofo estadounidense John Dewey consideraba la experiencia humana como inconexa, fragmentaria, llena de principios sin conclusiones, o como experiencias manipuladas con claridad como medios destinados a cumplir fines concretos. Aquellas experiencias excepcionales, que fluyen desde sus orígenes hasta su consumación, son estéticas. La experiencia estética es placer por su propio interés, es completa e independiente y es final, no se limita a ser instrumental o a cumplir un propósito concreto.

Apariencia física y belleza

Podemos destacar aquí que siendo la apariencia física la manera en que las personas perciben a otros individuos, también la herencia genética es un factor de interés al determinar los caracteres físicos aceptables para la mayoría de la gente como los atributos de belleza natural. Este estudio científico de cómo los progenitores transmiten a sus hijos sus caracteres físicos, bioquímicos y del comportamiento social se conoce como genética. Los genes hereditarios o cromosomas humanos contienen la información de los padres, abuelos, bisabuelos y demás ascendencia así como el resultado de cruces de razas extranjeras y ancestrales.

El morfotipo, también conocido como biotipo, se define como la categoría en la que el individuo es clasificado de acuerdo a sus formas morfológicas o densidad corporal frontal, además del sistema locomotor basado en los genes hereditarios.

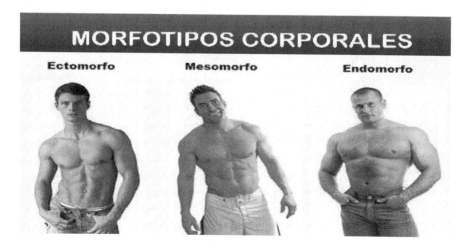

MORFOTIPOS CORPORALES

Ectomorfo   Mesomorfo   Endomorfo

Existen tres tipos de físico humano o morfotipos:

- Endomorfo: blando, redondo, gordo. La endomorfia es el predominio de las formas blandas y hay una predisposición a la gordura.
- Mesomorfo: robusto, musculoso, atlético. En la mesomorfia, hay un predominio de las masas musculares y huesos.
- Ectomorfo: alto, delgado, frágil. La ectomorfia es el predominio de formas lineales, generalmente es gente delgada y angosta.

Aunque exista una clasificación de individuo, las personas no solamente se sitúan en un solo patrón, generalmente son combinaciones de estos, los cuales son genéticamente determinados. Estos morfotipos de ejemplos masculinos también se pueden presentar en el género femenino.

De modo similar, la belleza es la noción abstracta del espectador que se concibe a partir de numerosos aspectos de la existencia humana como son la filosofía, la simetría en las artes, los concurso de belleza, hasta la expresión narrativa en la literatura.

Un neologismo posmoderno que se ha consolidado en la última década es la "transformación corporal" y se refiere al sometimiento voluntario durante retos de 3, 6 y hasta 9 meses como periodos de estricto seguimiento y es mediante un conjunto de ejercicios físicos de calistenia y una dieta ketogénica.

El legado egipcio

La mitología egipcia encontró su propia explicación del surgimiento de la cosmetología en el mito de la creación del bien encarnado en Horus; dios del cielo, un ser mitológico con cabeza de halcón y cuerpo de hombre, el cual representaba la luz y la bondad. Cuenta este mito que Osiris, dios del mundo subterráneo y su esposa Isis, diosa de la naturaleza concibieron un hijo que llamaron Horus. Pero ella tenía un hermano llamado Set, dios de la oscuridad y del mal que asesinó a su esposo Osiris, quizás por celos incestuosos. Horus decidió vengar la muerte de su padre y levantó un combate contra su tío Set. Durante el combate Set hirió el ojo de Horus, perdiendo así la batalla. Horus miró preocupado su reflejo sobre el agua del río y pensó en cubrir aquel defecto de su rostro mutilado y dibujó la figura de su ojo tomado de la punta de su dedo los sedimentos arcillosos de la naturaleza, inventando así el maquillaje. Este hecho influyó posteriormente en los egipcios quienes veneraban en extremo a estos dioses mitológicos.

El término cosmético proviene del griego "kosmos" que significa decoración o ornamento. Así vemos también que la religión y el evento de la muerte representó para la cultura egipcia un reto que buscaba con la alquimia o los preparados mágicos y medicinales lograr la prolongación de la vida indefinidamente. Aunque algunos de estos procedimientos fueron dudosos, hay métodos que fueron aceptados y trasladados a otras partes de la región mediterránea para engalanar a reyes y a sus cortes a lo largo de los siglos y han permitido valoras en nuestros días sus usos terapéuticos y estéticos.

Entre las piezas escultóricas que se convirtieron en íconos de la belleza egipcia mencionamos a Nefertiti la gran consorte principal del séquito del faraón Akenatón o Ajnatón, quien reinó en la dinastía XVIII de Egipto. Su busto hallado en 1912 por el arqueólogo alemán Lwdwig Borchardt, fue creado en un taller de Armana que se cree era utilizado para la enseñanza de artistas. Esta pieza es fiel ejemplo de las costumbres cosméticas de los antiguo egipcios y esta hecha de piedra caliza con estuco fue realizada por Tutmose; un escultor del 1330 a.C.

Fabricaron espejos de bronce pulido cuando no existían los espejos. Algunos tipos de maquillaje se usaron para ambos sexos de los miembros de la casta real y tenían un simbolismo religioso, además de usarse contra las enfermedades, de insectos y de las inclemencias del clima árido del desierto. Se han traducido al menos 160 recetas de estos compuestos cosméticos que describen su uso en ocasión de solemnidad por matrimonio o los servicios funerarios. Por ejemplo definimos los que siguen:

- Mesdemet: Era como llamaban al delineador de ojos reconocido como una línea negra de carbón que bordea el contorno de los ojos que se cree evitaba el contagio de la conjuntivitis por sus propiedades desinfectantes de cloro y plomo. Se conoce en árabe como kohl.

- Albayalde: es la base de polvo blanco utilizado para blanquear la piel de la cara.

- Mirra: se usaba como cosmético contra las arrugas.

- Carmín: una tintura de labios hecha de flores de amapola.

- Ouadjou: sombras de tonos verdes que se usaban sobre los parpados para evocar al dios Hathor, diosa egipcia de las festividades.

- Kiphi: el perfume más popular de Egipto era hecho con 27 ingredientes y se creía que ahuyentaba los malos espíritus.

- Henna: Una tintura de sedimentos naturales que todavía se usa para uñas y para tatuar marcas temporalmente sobre la piel.

- Aceites aromáticos: devuelven la elasticidad de la piel de todo el cuerpo.

- Sebos fragantes: Conocidos también como cono de grasa animal, se cree que su uso era en casos eventuales y se ajustaban a la coronilla de las pelucas de las sirvientes empleados en el cortejo funerario y proporcionaban un efecto de comunión con el difunto.

Todos estos cosméticos se preservaban en un neceser o cesta de mimbre que se colocaba junto al cadáver, según la creencia de que en su viaje al más allá, los usaría para maquillar el paso del tiempo sobre sus miembros.

Envejecimiento y reloj biológico

Las arrugas, las canas, el decaimiento físico y la pérdida de los sentidos siempre han sido un enigma para la humanidad que se resigna al paso del tiempo con su poder inexorable. El envejecimiento se define en biología como el conjunto de modificaciones inevitables e irreversibles que se producen en un organismo con el paso del tiempo, y que finalmente conducen a la muerte. Tales cambios varían considerablemente, en el tiempo y gravedad de los acontecimientos, según las distintas especies, y de un organismo a otro. En el hombre, estas modificaciones comprenden la reducción de la flexibilidad de los tejidos, la pérdida de algunas células nerviosas, el endurecimiento de los vasos sanguíneos, y la disminución general del tono corporal. Los biólogos interesados por el envejecimiento investigan dichos cambios o centran su atención en los déficit e incapacidades corporales que se acumulan con la edad, si bien, éstos parecen ser un resultado más directo de las enfermedades, el estrés, o factores ambientales.

Aunque la investigación sobre el envejecimiento biológico no está basada en ninguna teoría aceptada universalmente, los estudios genéticos, celulares y fisiológicos han suscitado varias hipótesis. Uno de los conceptos genéticos más importantes, la llamada teoría del error, supone que las alteraciones propias de la edad se deben a la acumulación de errores genéticos aleatorios, o a pequeños errores en la transmisión de información genética (véase Genética). Estos daños o errores reducen o impiden el funcionamiento adecuado de las células.

En los estudios celulares, la teoría del envejecimiento más conocida está basada en el llamado efecto Hayflick, que recibió el nombre del microbiólogo americano Leonard Hayflick. Éste observó en un cultivo celular, que ciertas células humanas experimentaban sólo un número limitado de divisiones celulares antes de morir. Este hallazgo sugiere que el envejecimiento está programado en el interior de la célula, y podría explicar las diferencias que existen en la duración de la vida de las distintas especies animales, así como la longevidad desigual de los distintos sexos en las mismas especies. Por ejemplo, en la especie humana, las mujeres habitualmente viven una media de ocho años más que los varones.

Las teorías fisiológicas del envejecimiento se centran en los sistemas orgánicos y sus interrelaciones. Por ejemplo, una de las áreas más investigadas en la actualidad es el sistema inmune que protege nuestro organismo de las células extrañas. Una característica de los mamíferos es que su sistema inmune pierde gradualmente su capacidad de enfrentarse a las infecciones y a otras situaciones como el envejecimiento. Como resultado, los anticuerpos que produce el organismo son incapaces de distinguir entre células "amistosas" o "propias", y "enemigas" o "no propias". Actualmente, la mayoría de los expertos consideran que el envejecimiento no es el resultado de un mecanismo aislado sino que comprende un conjunto de fenómenos que actúan en concierto.

Algunos investigadores también se hacen un gran número de preguntas acerca de cómo pueden afectar al proceso de envejecimiento los cambios sociales, cambios en los hábitos de consumo de tabaco, ejercicio, costumbres dietéticas, fluctuaciones económicas, reformas políticas y nuevas tecnologías.

Además del propio interés científico, el conocimiento de los relojes biológicos podría ser importante en muchos sentidos. Hay, por ejemplo, una teoría del envejecimiento basada en que durante la vejez el gran número de relojes del cuerpo subordinados al cerebral, por alguna razón, se ajustan menos a éste. Esta falta de sincronización puede contribuir a agudizar muchos de los problemas asociados con el envejecimiento.

Video
"Famosos y la Estética"

Ideas claves y actividades del Capítulo

IDEAS CLAVES DEL CAPÍTULO

► La estética se originó en Grecia junto a la filosofía. En esta evolución, entre las leyendas de los variados dioses griegos se personifican los valores de la bondad y la belleza masculina y femenina hallamos algunos de los mitos más reveladores de los sentimientos humanos.

► La modernidad nos trajo los aportes de cuatro filósofos de finales del siglo XIX y principios del siglo XX con sus respectivos pensamientos de las principales influencias estéticas contemporáneas.

ACTIVIDADES SUGERIDAS

Realice un experimento. Fabrique maquillaje de sombra verde como realizaban los antiguos egipcios. Utilice una materia prima natural. Pinte los ojos de su compañera y delinéelos con rimel negro de manera similar a las mujeres de la realeza del antiguo reino de Egipto.

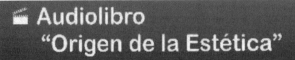

Audiolibro
"Origen de la Estética"

30

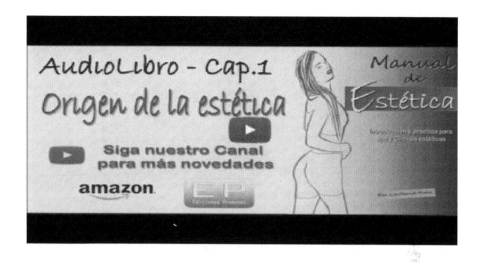

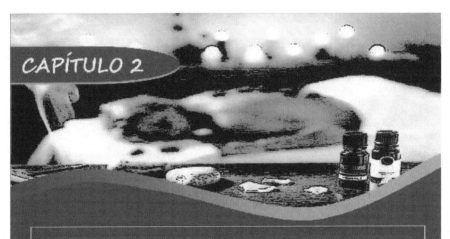

CAPÍTULO 2

SUBESPECIALIDA-DES ESTÉTICAS

. Clasificación de subespecialida-des estéticas.
. Dermatología
. Spa: Definición y beneficios
. Tipos de Spa
. Salón de Belleza, Barbería y

Tatuajes
Clínicas estéticas:
. Cirugías plásti-cas
. Tipos y técnicas de injertos.
. Riesgos de los biopolímeros.

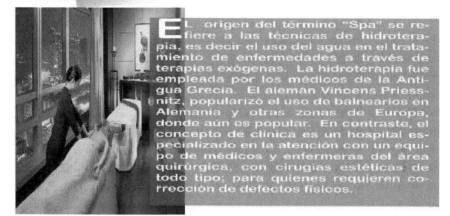

EL origen del término "Spa" se refiere a las técnicas de hidroterapia, es decir el uso del agua en el tratamiento de enfermedades a través de terapias exógenas. La hidroterapia fue empleada por los médicos de la Antigua Grecia. El alemán Vincens Priessnitz, popularizó el uso de balnearios en Alemania y otras zonas de Europa, donde aún es popular. En contraste, el concepto de clínica es un hospital especializado en la atención con un equipo de médicos y enfermeras del área quirúrgica, con cirugías estéticas de todo tipo; para quienes requieren corrección de defectos físicos.

Las termas más primitivas de las culturas antiguas fueron solamente dependencias de los gimnasios y disponían de agua fría, pero a finales del siglo V a.C. se empezaron a convertir en complejas instalaciones independientes, situadas por toda la metrópolis. Los vestigios de ruinas de este tipo de las que se han encontrado exclusivamente baños de los miembros varones de gobierno son las de la ciudad Mohenjo-Daro en la India cuya fecha es anterior al 2000 a.C., en Creta, una isla del archipiélago griego construidas alrededor de 1700 - 1400 a.C. y en la ciudad real en Egipto Tell el-Amarna, edificada hacia el año 1350 a.C. Existieron versiones pequeñas de estas mismas instalaciones para mujeres.

En Roma, Italia se conservó la Terma de Dioclesano que actualmente se convirtió en la Iglesia de Santa María de los Ángeles, fue el lugar donde el agua era traída de las fuentes lejanas mediante acueductos. Para calentar el interior de todas las estancias se utilizaban una serie de conductos con agua caliente ubicados bajo los suelos que eran cubiertos con mosaicos decorativos. La disposición arquitectónica de la Terma de Dioclesano es similar a la del resto de las que se conservan por todo del Imperio Romano. Alrededor de un patio central llamado palestra, donde se puede practicar ejercicio, se encuentra el apodyterium o vestuario; el caldarium o habitación del alveus o piscina de agua caliente, le sigue el laconicum o baño de vapor, y el frigidarium o piscina fría.

En la antigua Grecia se desarrollaron tres programas distintos de ejercicios de gimnasia: uno para el mantenimiento de la condición física, otro para entrenamiento militar y un tercero como parte del régimen de adiestramiento de los atletas. Cada ciudad griega tenía un gimnasio, lugar donde se realizaban los ejercicios. Los primeros profesores griegos de mantenimiento físico (paidotribes) fueron los pioneros en diseñar sistemas de actividad física, tanto para atletas como para todos los ciudadanos. Estos programas, entre los que había ejercicios gimnásticos, eran considerados fundamentales en la educación de los niños. Los griegos creían que la unidad de mente y cuerpo podía alcanzarse sólo a través de la participación en ejercicios físicos. Los sistemas gimnásticos diseñados para preparar a los militares fueron muy usados por los romanos.

En la actualidad continúa estando de moda la práctica saludable de hacer "detox" o desintoxicación. Hacer una dieta que nos saque del cuerpo los excesos, que nos limpie de impurezas y así nos devuelva la salud. Se logra a través de diversas técnicas como la sopa de verduras, con jugos naturales y batidos semi espesos, las pastillas de industrias de manufactura, en té y para la detox más intensas con viajes de largas estadías donde se recluyen en clínicas o spa apartados de la ciudad en medio de un clima libre de smoking que prometen devolverle la salud perdida.

Algunas veces su resultado no resalta a simple vista, sino que conlleva muchas sesiones por un tipo de meses para reconocerlos. Buscar el bienestar con técnicas exóticas convierte cada tratamiento en una ceremonia de relajación, para uno o en pareja es todo un deleite. En la actualidad podemos hallar el sap My Blend by Clarins, alojado en el hotel

Ritz Carlton de Toronto, ofrece la mejor forma de conectar con el tratamiento Flotar en la nubes, diseñado para tentar los sentidos. El escape romántico del Hela Spa en la ciudad de México, incluye envolturas corporales de champagne y el Amala Bulgari, de Milán brinda una experiencia única.

Clasificación de subespecialidades estéticas

La medicina es una ciencia y arte que trata de la curación y la prevención de la enfermedad, así como del mantenimiento de la salud. Se divide en cinco especialidades que son: la medicina general, la medicina Interna, medicina Intensivista, Medicina alternativa y Medicina Preventiva. Para los fines de este manual, la estética y la cosmetología se agrupa dentro de la medicina alternativa junto a otras terapias que conoceremos en los capítulos siguientes.

La medicina alternativa, también llamada medicina complementaria, engloba un conjunto de terapias exógenas y no invasivas con tratamientos de salud y curación ampliamente aceptados. La influencia de antiguas técnicas de medicina oriental, la homeopatía y la holística. Así vemos cómo la medicina oriental se enfoca más bien en las técnicas de masajes, la acupuntura, la macrobiótica y las hierbas medicinales para influir una mejora en los estados o defectos de la salud. La homeopatía es otra técnica muy empleada la cual fue asentada por Samuel Hahnemann y propuso que la curación debía se rápida, segura y permanente. El homeópata tiene en las curas agudas el conocimiento de la enfermedad, etiología, patología y estableció la cura por pequeñas porciones como las pastillas y dosis. La holística por otra parte se define como la curación del cuerpo y la mente atendiéndole como un todo por lo cual puede incluir una o varias técnicas de relajación mental y manejo del estrés o dolor muscular.

De manera similar, dentro de la medicina preventiva junto a la bioseguridad, los investigadores de los problemas sanitarios humanos también introducen medidas que la gente puede llevar a cabo de forma individual para mejorar su estado de salud.

<table>
<tr><td colspan="4">CUADRO DE ESPECIALIDADES Y SUBESPECIALIDADES DE CIENCIAS DE LA SALUD</td></tr>
<tr><th></th><th>ESPECIALIDAD</th><th>DEFINICIONES</th><th>SUBESPECIALIDADES</th></tr>
<tr><td rowspan="3">ESPECIALIDAD MÉDICA</td><td>MEDICINA GENERAL</td><td>Es el primer nivel de atención médica cuyo objetivo es detectar y tratar enfermedades comunes, así como también derivar o remitir a un doctor subespecialista más indicado para tratar el padecimiento del paciente, en caso de ser necesario.</td><td></td></tr>
<tr><td>MEDICINA INTERNA</td><td>Dentro de la medicina hay subespecialidades médicas que son familiares, se los conoce como médicos internistas y aplican sus conocimientos científicos en toda su amplitud.</td><td>Farmacología, Ginecología y obstetricia, Pediatría, Siquiatría, Hematología, Inmunología, Gastroenterología, Odontología, Nefrología, Oncología, Dermatología, Oftalmología, Ingeniería Biomédica, Cardiología, Urología, Radiología y Ortopedia.</td></tr>
<tr><td>MEDICINA INTENSIVISTA</td><td>Es una especialidad médica dedicada al suministro de soporte vital del paciente o de los sistemas orgánicos que están críticamente enfermos, quienes también requieren supervisión y monitorización intensiva.</td><td>Unidad de Cuidados Intentivos UCI, Unidad de Terapias Intensivas UTI.</td></tr>
<tr><td rowspan="2">DISCIPLINAS</td><td>MEDICINA ALTERNATIVA</td><td>Son el conjunto de terapias, tratamientos y curaciones no farmacológicas o bioquímicas, y mecánicas cuyas técnicas no convencionales han alcanzado gran aceptación entre el público en general, sin embargo la comunidad médica los juzga con cierto recelo.</td><td>Estética y cosmetología, Fisioterapia y Rehabilitación física, Quiropráctica, Yoga, Naturopatía, Homeopatía, Masajes y relajación, Holismo, Nutrición, Dieta Ketogénica, reflexología, acupuntura, Aparatología, dermatología estética.</td></tr>
<tr><td>MEDICINA PREVENTIVA</td><td>Especialidad médica que fomenta la salud y previene la enfermedad, epidemias y pandemias conforme la sanidad pública se preocupa por el aumento de los costes de la atención sanitaria. Las medidas que adopta la medicina preventiva se dirigen a colectividades o a individuos.</td><td>Bioseguridad, Enfermería, Programas de vacunación, inmunización, Educación para la Salud como promoción y prevención, charlas en las salas hospitalarias a los pacientes en espera, cuidados de salud, etc.</td></tr>
</table>

Entre las principales medidas de prevención están el mantener una higiene personal con lavados de mano constante, el uso de mascarillas o cubrebocas para evitar la proliferación de virus como el reciente Covid 19, practicar el distanciamiento social y el uso de guantes deshechables o de fabricación casera, para proteger los pulmones de radicales libres. También se aconseja el uso de cremas protectoras y evitar las exposiciones prolongadas al sol en un esfuerzo por prevenir los cánceres cutáneos, aunque se ha comprobado que estas medidas no son eficaces contra el melanoma, el cáncer cutáneo con mayor tasa de mortalidad.

Dermatología

Entre las especialidades científicas, la dermatología es la que más que se aproxima a los preceptos y técnicas de la estética cosmetológica. Esta se encarga del estudio de la estructura y funciones protectora y depurativa de la piel, además de tratar las enfermedades farmacológicamente. Los dermatólogos son médicos que luego de completar la licenciatura que tiene una duración promedio de 4 años, se especializan en dermatología y se hacen idóneos en diagnosticar, prevenir e indicar el tratamiento más apropiado.

Las enfermedades cutáneas a veces se presentan aisladas como el vitíligo, sin embargo en otras ocasiones son externalizaciones de las dolencias internas como ocurre en el cáncer de piel y otros padecimientos. Además de conocer de enfermedades infecciosas, deben poseer conocimientos de inmunología, neurología, reumatología y endocrinología.

DERMATOLOGÍA COSMÉTICA: Es una subespecialidad de esta rama de la salud que utiliza varias técnicas de cosmética y aparatología para tratar cicatrices dejadas por el acné empleando el láser, aplicación de bótox para labios y arrugas, entre otros tratamientos inyectables de efectos comprobados.

Las patologías dermatológicas se agrupan en infecciosas, trastornos específicos, cancerígenos, congénitos y otros como se desglosa en la siguiente gráfica.

PATOLOGÍAS DERMATOLÓGICAS

Infecciones de la piel	Impétigo • Forúnculo
Infecciones específicas	Pediculosis • Pitiriasis versicolor • Tinea cruris • Tinea corporis • Tinea capitis • Lepra • Erisipela • Herpes simple • Verruga (Verruga plana, Verruga plantar) • Molusco contagioso
Trastornos bullosos	Penfigo • Dermatitis herpetiforme
Dermatitis y eccema	Dermatitis atópica
Trastornos papuloescamosos	Psoriasis • Pitiriasis rosada • Liquen plano
Urticaria y eritema	Urticaria • Eritema nodoso
Trastornos de los apéndices de la piel	Acné • Alopecia (alopecia androgénica, alopecia areata)
Cáncer de piel	Carcinoma basocelular • Carcinoma espinocelular • Melanoma • Micosis fungoide
Tumores benignos de la piel	Nevus • Angioma
Malformaciones congénitas de la piel	Ictiosis (Ictiosis Arlequín) • Epidermolisis bullosa
Otros trastornos de la piel	Mastocitosis • Vitíligo

Spa: definición y beneficios

Es la salud a través del agua, actualmente el uso de la palabra "spa" se relaciona con los establecimientos de ocio y salud, donde se utilizan terapias principalmente con agua, mediante piscina, jacuzzi, hidromasajes y saunas, medicinalmente se llaman balnearios, también se ofrecen masajes y tratamientos de tradición o herencia cultural según cada región del planeta.

Entre los beneficios del spa se mencionan:

1.   Mejora física: Se consigue la mejoría física de los dolores musculares y de ciertos problemas óseos como la artritis.

2.   Mejora síquica: Reducción del estrés, basado en la relajación que se obtiene.

3.   Mejora estética: La relajación y sensación de bienestar y tranquilidad se refleja en nuestro aspecto, a través de los diferentes tratamientos de belleza que se pueden realizar.

Tipos de Spa

Se conocen cinco tipos de spa que se clasifican según los tipos de tratamientos que ofrecen.

1. Spa urbano o Spa del día: Son los que suelen utilizarse como tratamiento rápido de relajación y anti estrés.

2. Spa Hotel: Es el principal servicio de un hotel para la estancia de sus huéspedes y ofrece tratamientos de larga duración.

3. Wellness Center: Son spa orientados a mejorar la salud de los clientes a través de los hábitos alimenticios y rutinas de ejercicio en gimnasio.

4. Spa Holístico: Ofrece tratamientos para el cuerpo y la mente para encontrar la paz interior.

5. Spa médico: Son Spa especializados en tratamientos médicos de sus pacientes con el fin de complementar la oferta de salud y bienestar, a los que se han añadido otras técnicas. En las bañeras de hidro masajes suelen contar con un sistema de iluminación denominado cromoterapia y algunas incorporan un sistema de inducción de fragancia, para proveer aromaterapia en el agua.

Clínicas estéticas

Este posmodernista concepto de "clínica" tiene sus orígenes en la antigüedad, ligada a la ciencia y arte de la medicina, cuando los médicos griegos como Hipócrates en el siglo V antes de Cristo lo inventaron, continuando en la Edad Media. Su significado etimológico proviene del término griego "kliní", que significa cama o lecho. Este lugar estaba destinado al proceso indagatorio, o anamnesis, y orientado al diagnóstico de la situación patológica que presentaban los moradores de las villas, pueblos y ciudades desde aquellos siglos. Estos síntomas fueron presentándose cada vez con más frecuencia y fueron formando así los cuadros que determinaron las señales para que los médicos reconocieran a cada enfermedad dada, según su especialidad, como las conocemos en la actualidad.

La exploración física, que puede ser desde el consultorio o al pie de una cama donde relata o describe su padecimiento y sus impresiones en la aparición del dolor. Esto es junto a las exploraciones complementarias de laboratorio y pruebas de imagen en los casos de tumores y fracturas. Posterior a esta revisión del enfermo, se determina un tratamiento más apropiado al presupuesto, predisposición o tipología de la piel que en el caso de las clínicas estéticas son principalmente externos y de ser enfermedades graves, son inmediatamente remitidas a un especialista en dermatología, medicina general o en el peor de los casos a oncología, donde se determinan otras opciones de curación.

Más allá de los métodos primitivos en el enfermo es tratado por un curandero o chamán que a través de danzas, brebajes y hasta trepanaciones similares a las intervenciones quirúrgicas se pretendía expulsar fuera del cuerpo el espíritu o demonio que trajo la enfermedad, hoy día las medicinas modernas son fabricadas y procesadas con meticulosas técnicas. El mayor logro de la época fue el uso de extractos de plantas, cuyas propiedades narcóticas y estimulantes se iban descubriendo poco a poco. Se demostraron tan eficaces que incluso hoy se siguen utilizando.

En las sociedades primitivas se practicaron técnicas quirúrgicas como la limpieza y el tratamiento de heridas por cauterización, cataplasmas y suturas, reducción de luxaciones y fracturas, con uso de férulas (o tablillas). Otras terapias adicionales incluían purgas, diuréticos, laxantes, eméticos y enemas.

Salón de belleza

Es un establecimiento comercial dedicado a ofrecer diversos tratamientos cosméticos para damas principalmente y otros similares para caballeros. Entre estos están:

- Cortar
- Tinte
- peinado
- Maquillaje y depilación de rostro
- Extensiones de cabello, cejas, pelucas y ventas de productos.

La referencia más antigua que tenemos sobre la existencia del cuidado cosmético del cabello nos remite a Egipto, donde comenzaron a hacer los cambios más significativos en términos de cosméticos para el cabello. En esa nación tan culturalmente grande, la ciudad -como sucedió en muchos otros- se estaba despegando, aunque no tanto los sacerdotes y los miembros de la élite gobernante, que se dedicaban a cuidar su cabello jugando con diferentes peinados y tonalidades. Las pelucas también tenían su pico, y predominaba el cabello lacio tradicional, con flequillo, muy parejo en una longitud que llegaba a los hombros. Pero otra gran contribución de los egipcios fue en cuanto al color, ya que descubrieron la utilidad de la henna, lo que les permitió obtener colores rojizos y caoba.

También existen otras variaciones del tipo de negocio donde se combina un salón de belleza con un spa que incluye solo algunos de los servicios estéticos extendidos, no invasivos, para la salud del rostro como son:

- Cera de cejas
- Facial
- Bronceado artificial
- Manicura
- Pedicura

- Terapia de oxigeno
- Baños de barro
- Aromaterapia

Los salones de belleza han demostrado ser una albacea industrial de recesión económica en las naciones desarrolladas que se extiende a los países subdesarrollados en todo momento. Aunque las ventas han disminuido desde 2008 debido a la gran recesión, estas siguen siendo sólidas en una proyección a largo plazo. Incluso se cree que durante las recesiones los consumidores tienden a ser más conscientes de los precios, y estos costos aumentan continuamente. Con el aumento del ingreso per cápita en los Estados Unidos desde 2015, los salones de belleza están emergiendo con la industria generando $ 56.2 mil millones, prueba de ello es cuando vemos a muchas estrellas del entretenimiento o cantantes que invierten sus fortunas en líneas de perfumes y maquillajes. El cuidado del cabello es el segmento más grande con 86 mil ubicaciones. Esperan que para 2018 la industria del cuidado de la piel genere $ 11 mil millones en ingresos. Este aumento se debe a las numerosas campañas que sobre el cáncer de piel y las posibilidades de envejecimiento de los descubrimientos contra el cáncer se ofrecen a las mujeres, y especialmente a los hombres. Los start-up o emprendedores también compiten con las grandes cadenas que se financian en promedio a través de las ventas y el marketing online de la Web. La oficina de trabajo estima que el 20% de los empleos generados entre 2008 y 2014 están representados por la industria de especialistas en cuidado de la piel.

Las herramientas de peluquería se pueden clasificar en cinco grupos esenciales para la facilitación de su estudio:

- Herramientas principales: son aquellos instrumentos con los que se llevan a cabo las tareas de peluquería: peines, cepillos, tijeras, pinzas, etc.
- Auxiliares: son aquellos objetos que se utilizan para facilitar el trabajo con el primero y también como material de

protección: rulos, redecillas para el cabello, guantes, gorras, toallas, capas de corte, etc.

• Herramientas de laboratorio: son aquellos materiales que se utilizan para hacer mezclas químicas (colorantes, peróxido de hidrógeno, etc.): envases de vidrio, papel de tornasol, etc.

• Aparato: conjunto de dispositivos diseñados para la realización de técnicas de peluquería, así como para la detección y el tratamiento de problemas de cabello que ocurren con mayor frecuencia en el salón.

• Peluquería: secadores, vaporizadores, esterilizadores, microvisor, lámpara de infrarrojos para calvicie, etc.

• Material de decoración: son aquellos elementos de los muebles que participan en la ejecución de las tareas de peluquería y atención al cliente: lavacabezas (anteriormente llamado tazón de barbero), mesas auxiliares, espejos, sillones, etc.

Barbería

Son lugares dedicados al servicio de corte de pelo y barba exclusivo para hombre y estilo corto para mujer, que aún se conservan en algunos países del Mediterráneo y América Latina donde aún no ha sido reemplazado por los salones de belleza unisex. El nombre de barbero proviene del tratamiento para el crecimiento de la barba que desde la antigüedad se hizo, y el barbero es la persona a cargo afeitar, cortar y acondicionar el cabello de los clientes. Un barbero de hoy debe tener mucha precisión manual y contar con cualidades artísticas para reproducir los diversos niveles de estilos para que obtenga un excelente resultado y las expectativas de su clientela, que generalmente se vuelve frecuente.

Entre las funciones que realiza un barbero o peluquero se encuentran:

• Realice un mantenimiento diario para mantener las afeitadoras en buenas condiciones, esto significa que estará siempre libre de pelos y aceitado.

• Evite reutilizar las afeitadoras desechables de aquellas que son reutilizables como las de importación europea.

• Debe tener varios peines y tijeras para esterilizarlos permanentemente en alcohol de grado primario, con una disolución mínima, y antiséptico como el isopropanol.

• Debe abastecerse de isopos, algodones, toallas antisépticas para la atención de los clientes.

• Abastecerse de cremas de afeitar, ungüentos, champú y otros productos para el cuidado del cabello.

• Mantenga los espejos visibles y limpios, así como también recoja el pelo del suelo para deshacerse de los residuos en bolsas de plástico diariamente.

Los tintes para la cobertura de canas y la eliminación del pelo gris también son una especialidad cuando se arreglan las cabezas de los jóvenes y adultos. Un barbero primero debe conocer los gustos del estilo del cliente para seguir las modas establecidas o inventar nuevas. En el tratamiento de la barba, procedemos a colocar una servilleta de tela debajo de la barbilla del cliente y preparamos los cuchillos, colocando la afeitadora que se coloca con el borde de la afeitadora al ras. Finalmente, se aplica al afeitado con alcohol mentolado de color rojo, talco aromático u otro tipo de producto posterior para aliviar la sensación de picor y tonificar la piel.

En la antigüedad, los peluqueros, llamados luego esquiladores, fueron llevados de Sicilia a Roma por un tal P. Ticinio Menas, el año 451 de la fundación de la ciudad. La moda, desde hace mucho tiempo extendida en Grecia de llevar el pelo corto y una barba limpia, se extendió rápidamente gracias a Scipio, el segundo africano, que se afeitaba todos los días. Los esquiladores comenzaron ejerciendo su industria al aire libre, pero más tarde este uso subsistió solo para la plebe y los esclavos y las carpas de los barberos anunciadas por una presentación de cuchillos, navajas y espejos se convirtieron en puntos de encuentro para los ociosos y para los periodistas.

Por ser un servicio de sanidad pública, las enfermedades que deben evitarse con la aplicación de estrictas medidas higiénicas están los piojos y la conjuntivitis. Los piojos verdaderos o los retoños tienen un tipo de aparato succionador bucal y carecen de alas. Hay tres tipos de piojos chupadores que infectan a los humanos. Las ladillas es ancho, blanco grisáceo, de unos 3 mm de longitud y generalmente se encuentra en el vello de la región del pubis. Además, hay otros dos tipos de piojos más estrechos, grises y también de aproximadamente 3 mm de longitud: el piojo del cuerpo, que generalmente se encuentra en la ropa, y el piojo de la cabeza, que se encuentra en el cabello. Otro es la inflamación de la conjuntiva. Esta es una membrana mucosa que recubre la superficie interna de los párpados y la superficie externa del globo ocular en su cara anterior (excepto en su polo anterior, donde se encuentra la córnea). La causa de la conjuntivitis puede ser una infección, una alergia o un trauma. Se caracteriza por enrojecimiento, inflamación, sensación de cuerpo extraño al parpadear y sensibilidad excesiva del ojo a la luz (fotofobia). En los casos severos ocurre una exudación mucosa espesa. Si la causa es una infección, hay una descarga de pus. La conjuntivitis infecciosa aguda es causada por diversas bacterias y virus, y generalmente es epidémica. La mayoría de las conjuntivitis bacterianas se tratan con éxito con antibióticos o sulfonamidas. Conjuntivitis viral por lo general sanan en dos semanas, aunque puede ser necesario el tratamiento cuando aparecen complicaciones.

Tatuajes y cuidados

La piel es un órgano externo y delicado de nuestro cuerpo, por lo que no hemos podido dejar fuera de este libro a esta técnica de decoración de la piel la cual lejos de desaparecer por sus posibles efectos adversos, continúa perfeccionándose y sigue siendo aceptada por un grupo de personas significativo, tal como una expresión cultural moderna y étnica. Los motivos o diseños tatuados se insertan por medio de sustancias colorantes debajo de la epidermis en un proceso algo doloroso, dependiendo del área del cuerpo y la sensibilidad de la piel de la persona, perforando con un objeto afilado que a menudo es una aguja eléctrica.

Debido a las advertencias de las autoridades de salud de que las agujas del tatuaje pueden ser un medio de propagación de enfermedades infecciosas, especialmente la hepatitis, en los últimos tiempos esta costumbre ha caído en foco de atención. Pinturas para el cuerpo y decoraciones adhesivas que se pueden quitar fácilmente, cada vez se usan más. Los tatuajes hechos con una aguja se pueden quitar con láser. Los tatuajes tradicionales dejan una marca fija en la piel. El tatuador inyecta tinta debajo con una aguja especial. La piel sana y sigue siendo el diseño grabado para siempre. ¿Te asusta como suena "por siempre"? La alternativa es optar por un tatuaje temporal. Como los hechos con una tinta llamada henna, de origen hindú. Los tatuajes permanentes solo se pueden eliminar con láser u otros medios que cuestan dinero (a veces mucho). Los de henna desaparecen después de un tiempo corto de tres a cinco días.

Este proceso debilita temporalmente la superficie de la piel haciéndola susceptible a las bacterias y las infecciones, por lo que es esencial tomar algunas medidas después de hacerse un tatuaje, ya que realmente un tatuaje es una herida en la piel y se debe seguir un cuidado especial. Ayuda a que un tatuaje se convierta en una buena experiencia, lejos de ser una cicatriz fea o herida incurable en casos de diabéticos.

• Cubra el tatuaje con un vendaje: durante las primeras horas, el tatuador coloca una venda y cinta adhesiva que debe permanecer así para protegerse del polvo, la luz solar y las bacterias. No debe eliminarse hasta después de 2 a 4 horas. No debe usar plástico ya que aumenta la temperatura y ayuda a acumular líquidos en el área. No debe caer en la tentación de mostrárselo a alguien.

• Limpieza del tatuaje: durante el primer mes el área del tatuaje debe limpiarse con jabón neutro, evitando los productos perfumados y alcoholados ya que pueden irritar. Se pueden limpiar hasta tres veces al día con una esponja o toalla para secarlo bien, evitando arañazos.

• Uso de cremas antisépticas: Esto evita el MRSA el cual significa infección por Staphylococcus aureus resistente a la meticilina y se presenta como el resultado de personas que comparten máquinas de afeitar, personas que se han tatuado y que trabajan en atención al público, personas que son operadas y aquellos que toman medicamentos o antibióticos que no funcionan.

Por lo tanto, es preferible usar cremas tópicas con efectos antibióticos. Son signos de insuficiencia renal y sistema inmunológico débil por lo que debe consultar a un dermatólogo.

• Hidratación de la herida: se recomiendan humectantes enriquecidos con vitaminas A y D, aunque hay productos sin aceites y lanolina o ceras que son más caros y efectivos.

• Evite los baños de inmersión: esto podría borrar parte del tatuaje, y no debe exfoliarse al menos por 3 semanas. También se aplica a las piscinas o al mar, ya que la suciedad contenida en estas aguas podría desencadenar infecciones.

• Uso de bloqueador solar: si vas a la playa o en verano, se recomienda el tatuaje para aplicar el factor de bloqueo de crema 30 o superior y no exponer mucho tiempo al sol.

• Ventilación y vendaje: nunca se debe mantener vendado después de 4 horas de tatuaje, para que las heridas estén mejor oxigenadas al aire libre.

• Supervisión de cualquier molestia: nunca debe rascarse excesivamente, y debe tener cuidado durante el período de cicatrización.

• Curación completa: si después de un mes no ha notado incomodidad o signos de ardor, picazón o costras, puede considerar que se ha curado, hay menos posibilidades de infección y que solo debe cuidar la exposición al sol excesivo.

En cuanto a la perforación, podemos decir que es la práctica de perforar o cortar una parte del cuerpo humano, generalmente para insertar pendientes. Estas perforaciones son una forma de modificación cultural y reflejan valores culturales, religiosos y espirituales, y también forman parte de la moda, el erotismo, la inconformidad o la identificación con una subcultura. En la historia occidental, tradicionalmente solo a las mujeres se les practicaba un solo orificio en los oídos desde pequeñas durante toda su vida; sin embargo, en otras culturas del mundo y en la cultura occidental en la actualidad y en la antigüedad, varias partes del cuerpo también están perforadas en ambos sexos. Regularmente, generalmente son aros pequeños cubiertos con una esfera, metálica o plástica.

Sin embargo, los más grandes varían en forma y material. Quien decida usar un pendiente debe prestar atención, ya que es como colocar un elemento que será extraño al cuerpo y que puede reaccionar negativamente, por lo que siempre debe limpiarse muy bien y correctamente, no maltratarlo, ni exceder la curación de la perforación. y por supuesto, no intente cambiar la pieza con otra persona como medida sanitaria para evitar infecciones e incluso la transmisión de enfermedades.

Cirugías plásticas

La cirugía plástica es la rama de la cirugía que se ocupa de remodelar cualquier parte del cuerpo humano afectada por una lesión o deformidad. La malformación puede ser congénita, esto es, estar presente desde el nacimiento, como en el caso de los niños que nacen con fisura palatina o labio leporino u otra anomalía congénita. La desfiguración puede ser también consecuencia de una lesión o deformidad quirúrgica necesaria para el tratamiento de enfermedades como el cáncer. Los objetivos principales de la cirugía plástica son la corrección de anomalías, la restauración de funciones perdidas y la mejora del aspecto de partes desfiguradas.

La cirugía plástica es una de las prácticas quirúrgicas más antiguas. Es probable que las operaciones de reconstrucción de la nariz se realizaran en la antigua India en épocas tan tempranas como en el año 2000 a.C., cuando las amputaciones de la nariz eran un forma de castigo; con el tiempo, la casta de alfareros ideó un método para reconstruir la nariz utilizando una parte de la frente, técnica que aún se emplea hoy en día. También aparecen algunas alusiones a este tipo de cirugía en la antigua Grecia y en Roma. Sin embargo, el desarrollo más significativo de las técnicas quirúrgicas no tuvo lugar casi hasta el siglo XVI, en particular en la obra del médico italiano Gasparo Tagliacozzi.

Durante el siglo XX la importancia psicoterapéutica de la cirugía plástica se demostró tras la II Guerra Mundial; las víctimas de heridas y quemaduras de guerra recuperaron la función de las partes de su cuerpo lesionadas y se pudo subsanar la desfiguración externa, que por lo general conduce a estados depresivos.

Riesgos de los biopolímeros

Las técnicas de cirugías han obtenido algunos aciertos en las últimas décadas pero también desatinos en relación a las sustancias utilizadas para aumentar supuestamente el volumen de diferentes zonas del cuerpo o cara de los pacientes desesperados por mejorar su apariencia estética. Por tal razón se creyó en un principio que estas sustancias invasivas no tendrían efectos adversos, pero al transcurrir el tiempo fueron surgiendo las voces de alerta de pacientes afectadas muchas veces por médicos cirujanos sin idoneidad ni escrúpulos para aplicar semejantes procedimientos estéticos.

Los biopolímeros son sustancias sintéticas que van desde la parafina, silicona líquida, cemento óseo, y hasta aceites de uso industrial. El riesgo a la salud de los pacientes surge cuando comienzan a experimentar molestias en el área operada con alogenosis Iatrogénica con degeneración del tejido cutáneo, además de los síntomas del síndrome conocido como Asia, con dolencias como dolores articulares y musculares, agotamiento físico, depresión, perdida de memoria, ojos y boca seca, entre otros.

La solución a esta reacción es el retiro parcial de los biopolímeros y es un procedimiento quirúrgico realizado por cirujanos plásticos y comprende un conjunto de técnicas quirúrgicas que buscan eliminar depósitos del material inyectado incluyendo glúteos, región lumbar (espalda baja), muslos, piernas, entre otras área.

Esta cirugía puede ser realizada por una serie de motivos:

- Para disminuir la respuesta inflamatoria.

- Para intentar frenar el proceso degenerativo de los tejidos sanos.

- Para mejorar la aparición de síntomas compatibles con enfermedades autoinmunes.

- Para tratar el contorno facial, corporal o mamario, el cual presenta deformidades a causa de la sustancia que le ha sido inyectada.

- Para tratar el dolor.

- Como técnica reconstructiva en determinadas situaciones.

En la mayoría de los casos, la mejor opción es retirar la sustancia, así no se hayan presentado síntomas, de hecho, es mejor retirar los biopolímeros cuanto antes, evitando que la substancia cause daños graves sobre el organismo que impidan realizar la cirugía debido al alto riesgo del procedimiento para la salud y vida del paciente, señala el sitio de Internet "Colombia.com".

Tipos y técnicas de injerto

Una de las técnicas principales de la cirugía plástica es el injerto, el trasplante o implante de tejido vivo desde una parte del cuerpo a otra, o de una persona a otra, con el objetivo de que el tejido prenda y crezca para sustituir una parte perdida. Por lo general se utilizan diferentes técnicas de injertos de piel. Una es la transferencia de tejido desde una zona adyacente hasta el defecto por transporte o rotación de fragmentos de piel desprendidos. Otra técnica empleada con frecuencia, en especial en las anomalías faciales menores, es el injerto de espesor total, en la que se extraen fragmentos completos de piel, es decir, con todas las capas que la componen, y se transfieren como un trasplante libre a la zona en cuestión. Una tercera técnica, denominada injerto de espesor parcial, se utiliza en pacientes con quemaduras graves que presentan quemaduras profundas en zonas amplias del organismo. Mediante un instrumento denominado "dermatomo", se puede obtener un fragmento de piel de un espesor determinado de la zona donante que contiene células dérmicas vivas suficientes para cubrir la zona quemada, dejando suficientes células en la zona donante para que la piel vuelva a crecer. A veces se puede salvar la vida de un paciente con quemaduras gracias a la cobertura temporal de las células cutáneas supervivientes en la zona quemada, con injertos de piel procedentes de donantes genéticamente incompatibles. Estos injertos no sobreviven de forma permanente y pueden ser rechazados por el sistema inmunológico.

Los casos más complicados requieren otros tipos de coberturas cutáneas, como en las pérdidas de espesor completo de la mejilla o cuando se produce la pérdida de toda la nariz. El trasplante debe estar irrigado por los vasos sanguíneos de su zona original hasta que haya prendido en su nueva localización. En estos casos, se deja un tubo o colgajo de piel con tejido subyacente, para conectar el trasplante con su aporte sanguíneo original. El procedimiento precisa una operación en dos tiempos; el segundo tiempo implica la escisión del pedículo de conexión después de que la parte trasplantada haya adquirido un nuevo aporte sanguíneo de la zona receptora.

En cirugía plástica también se emplean otros tipos de injertos. Por ejemplo, el cartílago que se obtiene de una costilla de un paciente se modela para reproducir la forma de una oreja perdida. Después, se trasplanta el cartílago a la zona de la nueva oreja. Los injertos óseos obtenidos de la pelvis o de las costillas se utilizan para reconstruir diferentes tipos de anomalías, como por ejemplo, para sustituir la mandíbula. También se utilizan injertos de nervios en el tratamiento de la parálisis facial si el nervio facial ha quedado lesionado como consecuencia de un traumatismo.

🖎 Ideas claves y actividades del Capítulo

IDEAS CLAVES DEL CAPÍTULO

► La estética es una subespecialidad de la medicina que fundamenta sus terapias para problemas de la piel, el sistema linfático y la depuración de toxinas con fundamentos científicos.

► La cirugía plástica y la dermatología son las ciencias o especialidades directamente asociadas a los tratamientos estéticos y no deben apartarse nunca de cumplir con los parámetros legales y médicos ya establecidos, sino que deberá contribuir a que estas ramas de la medicina se encarguen de los casos más graves.

ACTIVIDADES SUGERIDAS

Realice una entrevista. Escoja una especialidad o subespecialidades estéticas que mencionamos en este capítulo y busque un lugar donde pueda realizar una breve entrevista de 5 preguntas que logren disipar sus dudas sobre el objeto de sus servicios, precios y demás factores de importancia para los clientes que solicitan algunos de estos tipos de terapias corporales y de sus beneficios posteriores o inmediatos.

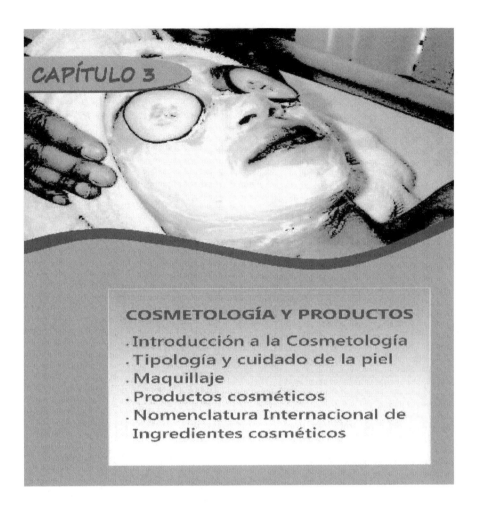

CAPÍTULO 3

COSMETOLOGÍA Y PRODUCTOS

. Introducción a la Cosmetología
. Tipología y cuidado de la piel
. Maquillaje
. Productos cosméticos
. Nomenclatura Internacional de
  Ingredientes cosméticos

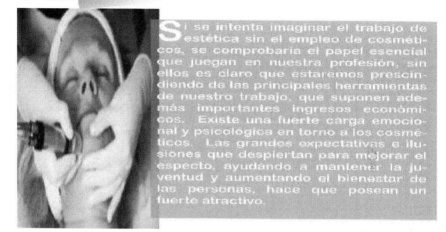

Cosmetología y Productos

Si se intenta imaginar el trabajo de estética sin el empleo de cosméticos, se comprobaría el papel esencial que juegan en nuestra profesión, sin ellos es claro que estaremos prescindiendo de las principales herramientas de nuestro trabajo, que suponen además importantes ingresos económicos. Existe una fuerte carga emocional y psicológica en torno a los cosméticos. Las grandes expectativas e ilusiones que despiertan para mejorar el aspecto, ayudando a mantener la juventud y aumentando el bienestar de las personas, hace que posean un fuerte atractivo.

El término propio que define a la estética corporal es la cosmética, la cual como una disciplina de las ciencias de la salud, tiene como objetivo primordial aplicar una variedad de preparados biológicos y químicos, con propiedades demostradas para evitar infecciones y padecimientos de la piel, y de los sistemas linfático y músculo esquelético. Los cosméticos embellecen el cutis, limpian y humectan las capas externas del cuerpo, creando una barrera permanente de protección contra muchas infecciones a las que todos vivimos expuestos.

El uso de cosméticos y perfumes no se limita a las mujeres. Los preparados que utilizan los hombres comprenden polvos, colonias, lociones (especialmente las que contienen alcohol para su aplicación después del afeitado), tónicos para el cabello, con una base de quinina o de alcohol, y desodorantes. Por tanto es muy importante conocer bien esta herramienta de trabajo, cuándo y cómo emplearla y para ello tener unos conocimientos básicos sobre la composición y propiedades de los cosméticos.

Introducción a la cosmetología

Las ventas anuales de productos de belleza para hombres y mujeres hacen que esta industria tenga hoy un importante desarrollo y que sea muy rentable. La cosmetología surge para cubrir unas necesidades propias de la persona como son mejorar las cualidades anti envejecimiento que nos ha dado la naturaleza y mantener la juventud el mayor tiempo posible. Ambos aspectos encaminados a mejorar la apariencia, algo que actualmente posee gran importancia, no solo a nivel personal, sino en nuestras relaciones sociales.

En cosmetología se combinan tres aspectos clave, uno científico, otro técnico y otro artístico con relación a la línea de color.

Para introducir al esteticista en el amplio campo de la cosmetología primero necesitamos conocer qué son los cosméticos, el cual es el término general que se aplica a todas las preparaciones y elementos de uso externo para acondicionar y embellecer el cuerpo, que limpian, colorean, suavizan o protegen la piel, el pelo, las uñas, los labios o los ojos. La perfumería suele excluirse del campo de los cosméticos.

El uso de cosméticos es universal y data de la más remota antigüedad. A pesar de la creencia general de que los cosméticos, como ahora se conocen, proceden del Lejano Oriente, el estudio de las culturas primitivas indica su empleo en todas las partes del mundo. Las pinturas de tipo simbólico o mágico de las culturas indígenas, los tatuajes y las escarificaciones (incisiones superficiales en la piel) practicados por muchos pueblos (por ejemplo, los maoríes de Nueva Zelanda y numerosas culturas africanas), y el uso de tinturas para decorar el cuerpo son todas formas de cosmética empleadas tanto para la intimidación psicológica del enemigo como para servir de adorno.

Los primeros cosméticos conocidos provienen de la I Dinastía de Egipto (c. 3100-2907 a.C.). En las tumbas se ha encontrado jarrones con ungüentos que parecían estar perfumados según muestran los hallazgos realizados después. Tanto los hombres como las mujeres egipcias emplearon con gran profusión estos preparados así como aceites perfumados para mantener su piel flexible y tersa en el seco clima de su país. Así mismo, descubrieron el arte de decorarse los ojos aplicando un color verde oscuro en el párpado inferior y oscureciendo las pestañas y el párpado superior con kohl, un preparado de antimonio u hollín. Parece probable que los judíos adoptaran la utilización de los cosméticos de los egipcios, ya que el Antiguo Testamento hace referencia a las pinturas para la cara.

A mediados del siglo I a.C. los romanos utilizaron algunos cosméticos como el kohl para oscurecer las pestañas y los párpados, la tiza (o gis) para blanquear la cara, el colorete, los depilatorios (compuestos para eliminar el vello) y la piedra pómez para limpiar los dientes. Durante la edad media los cruzados observaron el uso que de los cosméticos se hacía en Oriente Próximo, y fueron ellos quienes lo propagaron por Europa.

El empleo casi universal de los cosméticos en los tiempos modernos ha crecido junto con el estudio científico de los ingredientes empleados. Esta investigación, que fue iniciada en el siglo XIX por los franceses, condujo al desarrollo de más y mejores productos a menor precio.

Tipología y cuidados de la piel

Para establecer el tipo de piel del cliente se deben seguir estas pautas como observar la piel, establecer un diálogo con objeto de obtener información útil en nuestro propósito y por último elaborarla conclusión final.

Existen diversas formas de clasificar los tipos de piel como según su espesor, el temperamento y las variaciones morfológicas, etc. Sin embargo la clasificación más utilizada se basa en el carácter secretor de la piel.

En virtud de la emulsión epicutánea, así como de datos recogidos durante el estudio de la piel, se puede determinar la tipología cutánea del cliente. Se establecen dos grupos de emulsión epicutánea:

• Pieles mates: No presentan brillo y su aspecto es de normal o seco. (de emulsión epicutánea O/A) Las pieles mates pueden ser normales o eudérmicas donde la emulsión hidrolipídica se forma de manera adecuada. Las pieles secas pueden ser pieles secas atípicas, cuando la secreción sebácea es insuficiente, y pieles deshidratadas cuando existe una deshidratación excesiva de la capa córnea.

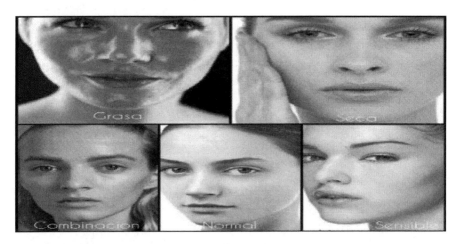

• Pieles brillantes: Tiene cierto brillo porque predomina la fase oleosa. (de emulsión epicutánea A /O) Se pueden clasificar según su comportamiento, grado de secreción sebácea y manifestaciones externas en: piel grasa normal, donde hay una variación en la cantidad de componentes y emulgentes determinantes de la fase externa. Piel grasa deshidratada donde la fase externa oleosa se suele formar de forma defectuosa porque el sebo se encuentra alterado en su composición. Piel grasa ocluida donde la secreción sebácea está modificada y no sale al exterior lo que provoca tendencia al acné.

En casos de piel mixta, en el rostro existen zonas donde se localiza la grasa o región mediofacial, y también zonas que presentan una apariencia seca o normal como es el caso de las mejillas.

En el estado de la piel influyen múltiples factores tanto externos como agresiones mecánicas, ambientales, o biológicas, como internos relacionados a la alimentación y al envejecimiento.

Maquillaje

Algunos podríamos considerar que el origen del maquillaje perteneció a los antiguos civilizaciones del medio oriente, pero se conoce que las tribus de todo el mundo utilizaron maquillaje con pigmentos tomados de la naturaleza para indicar cierto grado de jerarquía entre los miembros. Incluso surgió conjuntamente a la caracterización de personajes del teatro griego, romano, japonés y otros. Se usa para disimular, cubrir defectos del rostro de las personas, y acentuar una apariencia natural y de limpieza en el contorno del rostro.

COMPOSICIÓN QUÍMICA. Los componentes básicos de los maquillajes son el talco y el almidón. El talco es una sustancia mineral blanda, grasa de textura granular o fibrosos compuesto de metasilicato ácido de magnesio. Su color puede variar desde el blanco, plateado o gris, hasta verde manzana y brilla con un lustre perlado. Se extrae de lechos de rocas metamórficas y es resistente al calor. Además de utilizarse como el polvo base de cosméticos por sus tonalidades de pigmentos, es ingrediente de jabones, lubricantes y tiza de sastre. Por otro lado, el almidón es un hidrato de carbono insípido e incoloro en forma de polvo o granos, abundante en las semillas de cereales y bulbos de los tubérculos. El almidón es difícilmente soluble en agua fría y en alcohol, pero en agua hirviendo provoca una suspensión colodial que al enfriarse se vuelve gelatinosa. El agua caliente actúa lentamente sobre el almidón originando moléculas más pequeñas llamadas dextrinas. Esta reacción es un ejemplo de hidrólisis catalizada por ácidos y algunas enzimas. Las dextrinas, como el almidón, reaccionan con el agua formando moléculas aún más simples, para finalmente obtener maltosa

Otros ingredientes que también se les añade a los cosméticos son el carbonato magnésico para fijar los perfumes y conseguir ligereza con su textura polvorosa. El estereato de zinc, los antioxidantes para estabilizar y conservar.

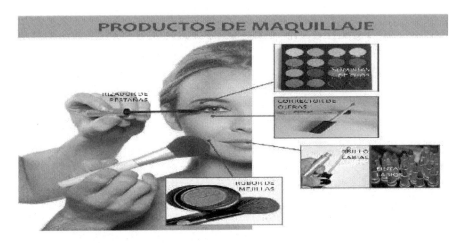

El protocolo de aplicación de los productos para maquillarse es sencillo:

1. Los maquillistas recomiendan preparar la piel del rostro aplicando primero un humectante (mousturising) con un algodón retirando la grasa de la cara del cliente.

2. El segundo paso es aplicar la prebase que ayuda a fijar el maquillaje a la piel durante el resto del día.

3. Se aplica el corrector bajo los ojos cubriendo de afuera hacia la nariz cualquier marca de ojeras.

4. Se aplica la base de maquillaje en polvo o líquida en la frente, nariz y mentón.

5. Se usa el lápiz y se delinean las cejas según el tono de cabello del cliente.

6. Se aplica la sombra sobre el párpado usando esponjita delgada en dos a tres tonalidades para crear contraste.

7. Se delinea el contorno del ojo.

8. Aplica el rizador de pestañas.

9. Se aplica pintalabios, y el brillo de ser necesario.

10. Por último, usando la brocha ancha se aplica el rubor de las mejillas en un tono más claro o más oscuro del tono de piel del cliente.

TÉCNICAS DE MAQUILLAJE. Actualmente los maquillistas y profesionales de la belleza aconsejan lucir una de estas tres técnicas básicas de maquillaje que se aplican dependiendo de las características físicas del rostro de la modelo o cliente, y son:

• Contouring: Luego de ser aplicada la base se procede al contouring usando correctores y bronceadores, en presentaciones polvo o en crema. Esta técnica es usada para definir o resaltar pómulos, mentón, nariz, reducir frente o mentón o aligerar la mandíbula.

• Baking: Usando polvos translúcidos y esta técnica sirve para lucir un efecto sin brillo o mate y una larga duración en la zona que se desea resaltar. Suele utilizarse en la zona de la ojera y maxilar, para prolongar el maquillaje en esa área y ayudar a que no se marque en el las arrugas de la misma.

• Strobing: La técnica se hace para obtener un aspecto natural para dar luz al rostro, no se aplica bronceadores, acentuando los puntos de luz como el arco de cupido, barbilla, nariz y pómulos y arco de las cejas, usando Iluminador en polvo, líquido o en barras. También podemos iluminar con correctores en acabado mate de tonos más claros que la piel a trabajar.

Productos cosméticos

Las compañías que producen los diferentes tipos de productos cosméticos nos ofrecen una amplia variedad de opciones desde las cremas, bálsamos, aceites, jabones, perfumes y bebidas detoxicante. Por ello debemos entender con claridad cuáles son sus medidas atómicas, efectos y su utilidad al momento de escoger cuáles productos cosméticos son los indicados a cada caso de los pacientes de un spa o clínica estética. En el campo de la cosmética la medida utilizada es el kilodalton.

En 1808 se publicó la obra "Nuevo sistema de filosofía química", que incluía las masas atómicas de varios elementos conocidos en relación con la masa del hidrógeno. Sus masas no eran totalmente precisas pero constituyen la base de la clasificación periódica moderna de los elementos. Dalton llegó a su teoría atómica a través del estudio de las propiedades físicas del aire atmosférico y de otros gases. En el curso de la investigación descubrió la ley conocida como 'ley de Dalton de las presiones parciales', según la cual, la presión ejercida por una mezcla de gases es igual a la suma de la presiones parciales que ejercería cada uno de los gases si él solo ocupara el volumen total de la mezcla.

Los productos básicos son tres:

•Limpiador: retira la grasa, los deshechos linfáticos de la capa superior de la piel y elimina las células muertas. Ejemplos de sustancias limpiadoras son el vino tinto, la avena, el pepino y la azúcar.

•Astringente: Es cualquier sustancia, como el alumbre, que se utiliza con fines médicos o industriales para contraer tejidos y reducir el moco y otras secreciones. Las disoluciones de sales minerales generalmente son astringentes; los astringentes vegetales contienen taninos.

• Humectante: La piel expuesta sufre resequedad al ambiente, al calor y al aire contaminado, por eso se aplica crema humectante para conservar la suavidad de la piel. Los humectantes son sustancias tensoactivas que funcionan al disolverse en agua que provoca un ángulo de contacto inferior entre una sustancia y una superficie hidrófoba. El tensoactivo se absorbe a la grasa y a la superficie sólida, favoreciendo la migración de partículas. Algunos ejemplos de productos hidratantes son las cremas de Karité y alga marina de Wakame que crean una capa resistente a los cambios bruscos de temperatura, evitando arrugas y estrías de las caderas.

Algunos de los ingredientes más usuales en estos momentos para tratamientos corporales y faciales son los siguientes:

•**Ácido Hialurónico:** Fue descubierto en Columbia, Nueva York en 1934 por una pareja de farmaceutas investigadores de origen alemán. Tiene varias fuentes de extracción natural como la cresta de aves de corral por su alto contenido en este ácido. En la década de los 70 fue utilizado como antiinflamatorio por veterinarios en los hipódromos y gracias a muchos estudios posteriores fue aprobado como medicamento en humanos y hoy día es utilizado en medicina desde 1996. En términos sencillos, el ácido hialurónico mantiene el colágeno y estimula su producción que forma parte de la estructura original de la piel, proveyendo un efecto de relleno entre los poros. Esta sustancia se comercializa en cremas hidratantes y antiedad, en inyecciones cutáneas y otros. Los resultados prolongan la apariencia rejuvenecedora del área tratada de la piel, con un contorneado de labios y pómulos, así como para alisar la frente y reduce las cicatrices del acné severo y otros problemas cutáneos que ocasionan pérdida de la capa protectora de piel. Este producto viene en tres presentaciones de acuerdo a su medida de kilodaltones, KDa (kilodalton). El peso molecular del hialurónico que encontramos en los cosméticos es muy diverso, y eso hace que unos productos sean mejores que otros y más adecuados a cada piel.

El hialurónico de 320 KDa o más no garantiza el efecto relleno, pero sí la hidratación. El hialurónico de 20 kDa o menos tiene tal capacidad de penetración que puede resultar irritante para algunas personas. Por ese motivo existen productos que combinan el hialurónico de alto peso con el de bajo peso. Para evitar posibles irritaciones, en los productos formulados para pieles sensibles se utiliza hialurónico de bajo peso de 50 kDa. Además de la cosmética, tienen uso en odontología y cirugía plástica.

- **Ácido Bórico**: polvo blanco cristalino, de fórmula H_3BO_3. Aunque el ácido bórico es apenas soluble en agua a temperatura ambiente (1 g se disuelve en 18 g de agua), en agua caliente se disuelve más fácilmente (1 g se disuelve en menos de 4 g de agua) al igual que en alcohol y glicerina. Es ligeramente volátil. Cantidades importantes de ácido bórico se encuentran en las grietas hidrotermales de la Toscana, en Italia, pero no se encuentra en estado natural de otra forma. El ácido bórico puede obtenerse con facilidad tratando bórax con ácido sulfúrico. El ácido bórico en solución es ligeramente ácido y actúa como antiséptico astringente suave, no irritante, apto para su uso en la higiene ocular.

- **Glicerol**: En 1779 el químico sueco Carl Scheele formalizó el descubrimiento de que las grasas y aceites naturales contienen glicerina. Se trata de uno de los principales productos de la degradación digestiva de los lípidos, intermedio de la fermentación alcohólica. Se presenta en forma de líquido incoloro, viscoso con sabor dulce. Se cree que su uso continuado ayuda a afirmar la superficie externa de piel evitando arrugas y líneas de expresión del rostro.

- **Alantoína**: Es una sustancia nitrogenada de una serie compleja que contiene dos moléculas de urea o sus radicales, como el ácido úrico o alantoína.Muchos compuestos orgánicos nitrogenados se encuentran en algunas plantas y en la orina de algunos mamíferos. La alantoína es un cicatrizante natural. Se caracteriza por acelerar el proceso que hace la piel para desprender las células muertas o envejecidas y reemplazarlas por otras nuevas y sanas. Promueve y acelera los procesos de cicatrización natural "es decir, ayuda a la piel a auxiliarse a sí misma. También se ha mencionado que es un proliferante celular y estimulante de la epitelización y un debridador químico, esto significa que ayuda a limpiar y a deshacerse del tejido necrótico, acelerando el crecimiento del tejido nuevo sano".

Se ha comprobado que la alantoína es un estimulante de la epitelización de la piel por estímulo de la proliferación celular. Ayuda a eliminar los tejidos necróticos, inviables, sustituyéndolos por tejidos nuevos. Otra de sus acciones es actuar como anti-irritante, protegiendo la piel de la acción de sustancias ácidas o alcalinas, jabones o aceites. La Food and Drug Administración, la Agencia de comprobación de medicamentos americana, aprueba la utilización de la alantoína en diversas indicaciones para el mantenimiento del buen estado de la piel.

Nomenclatura Internacional de Ingredientes cosméticos

La fabricación de productos cosméticos cuenta con un organismo internacional para asegurar que los ingredientes que se utilizan o patentan cumplen con los planteamientos comprobados para la salud del público en general y los clientes asiduos de spa y clínicas estéticas. Conocida como la Nomenclatura Internacional de Ingredientes Cosméticos o INCI, por sus siglas en inglés: International Nomenclature of Cosmetic Ingredients, es un sistema de nombres.

LISTADO DE INGREDIENTES INCI

INGREDIENTE	NOMBRE EN EL INCI
Agua Purificada	WATER(USA) AQUA (UE)
Lauril Sulfato de Sodio (derivado de aceite de coco)	SODIUM LAURY SULFATE
Sulfonato de Olefina	SODIUM C$_{14-16}$ OLEFIN SULFONATE
Betaína de coco	COCAMIDOPROPYL BETAINE
Glucósico de coco	DECYL GLUCOSIDE
Acido Cítrico	CITRIC ACID*
Metilparabeno	METHYLPARABEN
Cera autoemulsionante aniónica	CETEARYL ALCOHOL; SODIUM LAURYL SULFATE; SODIUM CETEARYL SULFATE"
Vitamina E	TOCOPHEROL
Cera de abeja	BEESWAX*
Glicerina vegetal	GLYCERIN*
Afrecho de Avena (OAT)	AVENA SATIVA BRAN" "AVENA SATIVA (OAT) BRAN"
Manteca de Karité	Butyrospermum Parkii
Jugo de parchita	Passiflora Edulis Fruit Juice
Agua de rosa roja	Rosa Damascena FLOWER WATER
Extracto de Frambuesa (RASPBERRY)	Rubus Idaeus FRUIT EXTRACT
Gel de Hoja de AExtracto de yuca	Yucca Schidigera ROOT EXTRACT
Aloe Vera	Aloe Barbadensis LEAF JUICE
Aceite de árbol de té (TEA TREE)	Melaleuca Alternifolia LEAF OIL
Aceite de Hoja de Menta	MENTHA ARVENSIS LEAF OIL" "MENTHA PIPERITA OIL"
Aceite de Hoja de Hierbabuena (SPEARMINT)	Mentha Viridis LEAF OIL
Aceite de Hoja de té de Canadá (WINTERGREEN)	Gaultheria Procumbens LEAF OIL
Aceite de Lavanda	Lavandula Angustifolia OIL
Aceite de Canela	Cinnamomum Cassia OIL
Aceite de limón (LEMON)	Citrus Medica Limonum PEEL OIL
Aceite de naranja	Citrus Aurantium Dulcis OIL
Aceite de toronja (GRAPEFRUIT)	Citrus Paradisi PEEL OIL
Aceite de flor de camomila	Anthemis Nobilis FLOWER OIL
Aceite de Jasmin	Jasminum Officinale OIL
Aceite de Oliva Extra Virgen	Aceite de Olea Europaea FRUIT OIL
Aceite Saponificado de Coco	SODIUM COCOATE
Aceite de Palma	SODIUM PALMATE
Aceite de semilla de cañamo	Cannabis Sativa SEED OIL
Aceite de semilla de Jojoba	Simmondsia Chinensis SEED OIL
Aceite de Girasol	Helianthus Annuus SEED OIL

Esta lista incluye ceras, aceites, pigmentos, químicos, y otros ingredientes de jabones, cosméticos, entre otros, basados en nombres científicos y en otras lenguas, como el latín e Inglés. Los nombres INCI a menudo difieren de los nombres sistemáticos IUPAC o de referencias comunes.

El idioma utilizado es el inglés, para nombrar a la mayoría de los ingredientes cosméticos, en la nomenclatura INCI. Como señala la lista oficial el nombre universal debe aparecer en los rótulos de los productos cosméticos en la mayoría de los países. Inicialmente se usaron los nombres CTFA (USA) Los nombres INCI de los ingredientes botánicos son los nombres latinos binomiales de género y especie, en USA además se coloca entre paréntesis el nombre común conocido por los consumidores de ese país.

En los Estados Unidos, bajo la norma "Food, Drug, and Cosmetic Act and the Fair Packaging and Labeling Act", cierta información es requerida para aparecer en las etiquetas de la industria cosmética. En Canadá, la norma regulatoria obedece a la "Guideline is the Cosmetic Regulations". Los nombres de los ingredientes debe cumplir dichos requerimientos usando nombres INCI. En Venezuela, la nomenclatura de compuestos químicos es regulada por el Ministerio del Poder Popular para la Salud y Protección Social, mientras que el control de calidad en etiquetas y nomenclatura de productos debe ser aprobado por el Servicio Autónomo Nacional de Normalización, Calidad, Metrología y Reglamentos Técnicos. La nomenclatura, salvo excepciones, obedece a la IUPAC, y en segundo lugar, a estándares basados en la INCI. En España, la Agencia Española de Medicamentos y Productos Sanitarios, en su página pública la lista de nombres INCI.

Microdermoabrasión

Entre las terapias de cosmetología encontramos la dermoabrasión, el cual es un procedimiento de exfoliación de la piel que se basa en la aplicación de un dispositivo que rota rápidamente para refinar las capas externas de la piel. Esta técnica fue desarrollada en Europa y el dispositivo esta diseñado con puntas de diamante que sin dolor, ablandando los puntos negros de los poros permitiendo que su extracción sea más sencilla

EFECTOS. Entre sus efectos reduce la hipermegtación o coloración de la piel con manchas u otras imperfecciones. Un efecto secundario de esta terapia es la reacción de ardor, enrojecimiento e hinchazón de la piel tratada, pero esto indica el inicio de otro ciclo de reemplazo de células cutáneas con un resultado más juvenil y terso. Un término evolucionado que permitió el avance en los primeros dispositivos es la Microdermoabrasión, que es un método apropiado para estimular a un nivel microscópico o pequeñísimo, es un procedimiento estético no invasivo que elimina las capas superficiales de la piel. El resultado que se obtiene es parecido a los peelings más suaves, por lo que el paciente puede retornar a sus actividades de manera inmediata. Su principal propósito es estimular la renovación de manera natural, ayudando a eliminar cicatrices y disminuir arrugas en un plan de sesiones adecuado una vez cada 0 a 15 días, dependiendo del estado del paciente, la tolerancia de su tipo de piel, preferiblemente poco sensible o mixta.

La característica de este procedimiento es el grado de profundidad de las capas de la piel al que puede llegar como la epidermis, sino hasta la dermis; que es la capa media. La piel consiste en una capa externa protectora (epidermis) y una capa interna de tejido vivo (dermis). La parte superior de la epidermis está compuesta de células muertas que contienen queratina, la escleroproteína córnea que forma también el pelo y las uñas. Para lograr la regeneración capilar se incrementa la producción de colágeno aplicando un gel a base de esta sustancia que devolverá la elasticidad a la piel.

Arrugas y Botox

La toxina botulínica es otro de los medicamentos biológicos utilizados en las clínicas estéticas y dermatológicas que ha obtenido cierto grado de aprobación entre sus usuarios y que ha resultado apto para ser inyectado bajo la piel del rostro con arrugas, las cuales son señal evidente de envejecimiento a partir de los 40 años. Es un procedimiento sencillo y de rápida recuperación en un par de semanas. Sin embargo su uso puedo provocar algunas contraindicaciones moderadas y no graves en algunos pacientes.

A diferencia del ácido hialurónico que rellena con colágeno los canales entre las células de la piel, el botox es una sustancia relajante del músculo que lo paraliza temporalmente. Sus efectos duran de cuatro a seis meses.

Entre sus efectos secundarios se menciona dolor y moraduras en el área tratada, dificultad para tragar, párpado caído, irritación de la garganta, tos, y rinitis. En estos casos se pueden recomendar algunas gotas y evitar excesos de alcohol, y llevar una alimentación natural. Según el establecimiento de estética el precio de una sesión de infiltración botulínica su precio para arrugas en el contorno de ojos ronda más de 250 dólares o euros, en cambio los pómulos y contorno de la boca pueden ser 200 dólares o euros. La enfermera de dermatología están autorizadas a realizar este procedimiento.

Video
"La Celulitis"

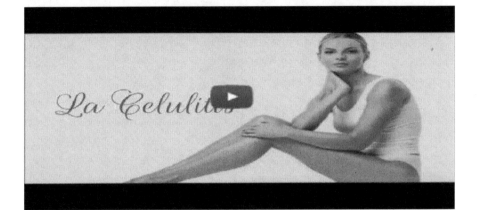

Ideas claves y actividades del Capítulo

IDEAS CLAVES DEL CAPÍTULO

► La cosmetología es una rama auxiliar de la estética que engloba a todos los productos y preparaciones que comprenden reacciones bioquímicas que controlan los cambios celulares.

► La tipología de la piel es un factor de estudio previo para la selección de tratamientos sobre el rostro y demás áreas susceptibles.

► Se reconocen tres formas básicas de maquillaje que deben usadas correctamente por los estilistas.

ACTIVIDADES SUGERIDAS

Realice una investigación. Escoja tres de los ingredientes de nomenclatura internacional de la gráfica y exponga una presentación en clases con diapositivas o fotografías que ilustren su uso desde fuentes naturales y productos manufacturados a la venta para el público.

CAPÍTULO 4

Supino

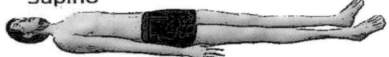

Prono

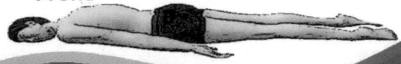

TERAPIAS CORPORALES

- Tipos de Masajes: Corporales y Faciales
- Tratamientos corporales
- Protocolo de Masaje Facial
- Cosméticos anticelulíticos y reductores
- Protocolo de Masaje corporal

- Protocolo de Radiotrecuencia
- Protocolo de Cavitación
- Protocolo de Masaje reductor
- Termoterapia
- Vacunterapia
- Formularios de atención al cliente para esteticistas.

72

Terapias Corporales

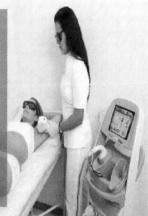

Dentro de las alteraciones corporales y cutáneas de mayor repercusión estética, tenemos la temida "celulitis" que junto con el envejecimiento, constituyen las modificaciones que mayor demanda de consulta presentan. Son también las alteraciones de más difícil tratamiento estético y no siempre los resultados son todo lo satisfactorios que se espera. En algunos casos será necesario remitir a la consulta especializada de un médico luego de haber cumplido el número de sesiones. El acné severo, y las manchas o pecas son otras alteraciones tratadas por los esteticistas.

Para el esteticista el protocolo de tratamiento consta de una serie de etapas: como estudio de la piel, preparación de la piel: higiene, peeling especial y baño de vapor, núcleo de tratamiento basado en la aplicación de cosméticos reductores y lipolíticos o aplicación de técnicas como ultrasonidos y masaje reductor con maniobras de drenaje. En este Capítulo iremos desglosando cada uno de ellos para su mejor estudio.

Tipos de Masajes: corporales y faciales

Entre las formas de terapias más antiguas conocidas por el hombre se encuentran el masaje y la somatoterapia. Sus orígenes están en Oriente, pero hoy es muy utilizada en Occidente. El masaje oriental está diseñado para aliviar el cansancio, la pesadez, la rigidez de hombros y las cefaleas. Se ocupa de los nervios, articulaciones, músculos y el sistema endocrino.

Entre los más importantes beneficios de las maniobras de masaje se producen numerosos efectos como la activación de importantes reacciones físicas y bioquímicas. Estimula el metabolismo con reactivación, tonificación general de la piel. Se estimula con éstas la formación de queratina gracias a la atención de las condiciones de nutrición y a la eliminación de deshechos celulares. También se promueve una mejor estimulación y oxigenación de los tejidos.

Las maniobras de masaje más adecuadas son las siguientes:

• Euflorage: Es el recorrido del cuerpo, consiste en movimientos lentos y roces ligeros realizados con las palmas de las manos, semi flexionadas de acuerdo a la parte a masajear. El contacto debe ser sentido con toda la palma de la mano de la esteticista.

• Fricción: Consiste en pasar la mano abierta con los dedos juntos. En la superficie a trabajar hacemos una fuerte presión, con energía para producir color en la zona. Se pueden hacer fricciones en diferentes direcciones.

• Amasamiento: Es aplicable a regiones de masa muscular, tiene como objetivo apretar los tejidos profundos. Esta maniobra favorece la aportación de sangre, mejora la protección venosa liberando así los músculos de las tensiones profundas.

• Percusiones: Es un movimiento más estimulante que consiste en una serie de golpes repetidos, rítmicos o más lentos que producen una inmensa estimulación acelerando su vitalidad, mientras que su circulación aumenta la velocidad de la corriente venosa.

• Vibración: Se práctica con la punta de los dedos con las palmas de las manos la piel recibe rápidas y continuas sacudidas las cuales tonifican su estado general.

• Presión: Se realiza con la punta de los dedos en los diferentes puntos a tratar. Provoca una mejor potencia sanguínea a la fibra muscular.

• Pellizqueo: Consiste en pellizcar la piel, tomamos la piel entre el pulgar y los demás dedos. Por lo general se práctica en la parte posterior de la espalda y las piernas.

• Rotación: Se aplican con las dos manos haciendo un movimiento de la masa muscular, sobre el eje del hueco, son movimientos sueltos y naturales sobre las circulaciones corporales.

• Nudillar: Manipulación que se efectúa con el dedo pulgar y los nudillos de los 4 dedos, flexionando cada nudillar. Se hace un pequeño círculo, se trabaja profundamente y su finalidad es relajar la musculatura también ayuda a la eliminación de los tejidos adiposos, como la celulitis.

•Tecleo: Se realiza con la punta de los dedos ligeramente curvados y rápidamente, un dedo detrás de otro. Es una maniobra muy utilizada en el tratamiento facial.

Tratamientos Corporales

En este tema se tratan específicamente los protocolos de tratamientos corporales para alteraciones del tejido subcutáneo y conjuntivo, como son la obesidad localizada y la celulitis.

En el caso de las obesidades localizadas sus signos externos se manifiestan en los glúteos, abdomen, extremidades con un cúmulo excesivo de tejido adiposo y sus causas son factores genéticos, alteraciones hormonales y factores psicológicos de la mujer.

Por otro lado la celulitis es definida como una alteración del tejido conjuntivo donde ocurren dos fenómenos fundamentales hiperviscosidad de la sustancia fundamental e hipertrofia de las células adiposas donde la piel se hace blanda y esponjosa al tacto. Hay tres tipos de celulitis: la dura donde se presentan ondulaciones del tejido y hay dolor al presionar, la celulitis blanda es la que se hace esponjosa al tacto, y la celulitis edematosa que es común junto a trastornos circulatorios donde a veces hay edema influenciado por factores mecánicos y vasculares.

El tejido subcutáneo graso desempeña un papel esencial en el metabolismo lipídico. Cualquier alteración en esta reserva lipídica, ya sea por exceso o por defecto, debe ser tratada desde el punto de vista médico.

Se considera que una persona presenta sobrepeso cuando supera el peso deseable en más de un 10%, y obesa si sobrepasa el 20% del eso deseable. Las necesidades cutáneas en el tratamiento de la obesidad se basan en la reducción de la acumulación de tejido adiposo localizado y en favorecer la circulación linfática y el retorno venoso.

Protocolo de masaje facial

El conjunto de tareas para la realización y atención de un tratamiento de masaje facial son las siguientes.

1. Colocar crema hidratante en todo el rostro.
2. Realizar movimiento circular, desde el cuello realizaremos los movimientos circulares y subimos hacia la zona detrás de las orejas.
3. Luego con los dedos hacemos un estiramiento hacia el área del mentón.
4. En el mentón realizamos movimientos circulares y estiramos.
5. Luego en el músculo buccinador de los labios colocamos de lado a lado los dedos, uno arriba y el otro abajo, y estiramos. Luego hacer fricción circular y volver a estirar.
6. Colocar los cuatro dedos en el músculo masetero se realizan movimientos circulares hasta contar tres repeticiones y estiramos.

7.   Colocar el pulgar a nivel del ala de la nariz realizar movimiento circular y estirar hasta el músculo superciliar del lado contrario.

8.   Antes de subir, realizar un zigzag por la línea maso-geniana y estirar con la otra mano.

9.   Luego trabajar los ojos de la comisura externa hacia la interna pasando por nasales, entrecejos y sien.

10.   Luego realizar nuevamente movimientos circulares con los cuatro dedos a nivel del área del ala de la nariz y estirar hacia el músculo contrario hasta llegar al superciliar.

11.   Luego de la comisura externa hacia la interna pasado por nasales, entrecejos y sien.

12.   Luego realizamos zigzag a nivel de las arrugas periorbitales, estiramos en dirección hacia el ala de la nariz, tres hacia abajo y tres hacia arriba, cubriendo todo el músculo orbicular de los párpados, siempre de la comisura externa a interna. Este paso sirve para restablecer el colágeno que hay en esa zona.

13.   Realizar fricción en zigzag en el área de la frente donde están las líneas de expresión marcadas. También con el dedo anular pasamos una línea para lo que son las líneas de expresión.

14.   Al final uno hace entrelazar las manos en el área del mentón, las sube girando la mano hacia abajo y sube nuevamente. Este paso estira los músculos cutáneos del cuello, todos los músculos del mentón. Se realiza muy despacio.

15.   El rostro no debe quedar con residuos, debe de quedar humectado pero no brilloso.

Los pasos a seguir por el esteticista en caso de ser necesario un facial profundo o desmaquillado, son los siguientes:

1.   Desmaquillar los ojos y labios del paciente.

2.   Aplicar leche limpiadora para el resto del rostro.

3.   Tonificar aplicando astringente.

4. Exfoliar.

5. Aplicamos Vapor de ozono de 10 a 15 minutos.

6. Realizamos la extracción de comedones en el rostro del cliente.

7. Tonificar con agua de rosas y secamos la piel.

8. Una gaza para cubrir el rostro.

9. Aplicamos alta frecuencia, colocar de 10 a 15 minutos.

10. Aplicamos una máscara calmante o hidratante y se deja por 20 minutos.

11. Realizamos un masaje facial ya sea con aceites de aromaterapia o crema hidratante y nutritiva.

12. Aplicamos bloqueador.

Cosméticos Anticeluliticos y reductores

Los cosméticos anticeluliticos combinan distintos principios activos asociados fundamentalmente a tres tipos de acción: lipolítica, venotónica y de despolimerización.

En el caso de que la celulitis sea edematosa, se tratará de mejorar la microcirculación, para lo cual se aplicarán cosméticos anticeluliticos que contengan en su formulación sustancias venotónicas antiedematosas como el ruscus, equiseto, castaño de indias, árnica y guaraná.

En la celulitis con acumulación de grasa localizada se utilizan fundamentalmente cosméticos con acción lipolítica como la L-carnitina, proteína y derivados yodados.

En el caso de los cosméticos reductores basan su acción en principios activos lipolíticos cuya función es movilizar los lípidos del tejido cutáneo. Llevan además sustancias venotónicas y antiedematosas que favorecen la permeabilidad vascular y la movilización de los líquidos excedentes. Los cosméticos reductores se aplican con masajes activos y profundos que favorecen la movilización de las grasa. Las técnicas oclusivas favorecen la penetración de los cosméticos reductores y favorecen la eliminación de líquidos.

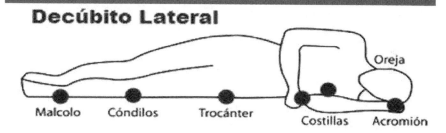

Protocolo de masaje Corporal

Decúbito Lateral

1.	El masaje puede ser practicado con el paciente tendido en el suelo o sobre una mesa. La superficie sobre la cual se tumba la persona no debe ser ni demasiado blanda ni demasiado dura.

2.	Una vez dado el masaje, y también antes de practicarlo, es buena medida cubrir las partes del cuerpo del cliente que han sido tratadas o que van a ser masajeadas para evitar una desagradable sensación de enfriamiento, en un recinto con temperatura agradable.

3.	Cuando el sujeto esté boca abajo y presente una espalda arqueada, colóquesele un cojín bajo las rodillas. Si por el contrario se halla en posición de decúbito prono, estará bien colocárselo bajo el abdomen.

4.	El empleo de alguna clase de ungüento, que puede estar perfumado con distintas esencias naturales como pino, menta, eucalipto, limón, naranja favorece la fluidez de los movimientos.

5.	Antes de practicar un masaje es necesario calentarse las manos si se tienen frías, recuerde que ha de acompasar su respiración a la del paciente y que ha de mantener siempre las manos en contacto con el cuerpo del otro. La presión debe proceder más del peso del masajista que de su fuerza.

6. Cuando se masajea una parte del lado derecho del cuerpo como una pierna o un brazo, es aconsejable masajear también la misma parte del otro lado, pues la sensación que percibe el paciente ha de ser unidad y globalidad.

7. Evítese saltar continuamente de una zona a otra, trátese más bien de proceder con movimientos fluidos y continuos. Repítase el recorrido varias veces tratando de proporcionar de tanto en tanto pequeñas pero agradables variaciones.

8. Cuando se está dando un masaje no hay que pensar en otra cosa, inicialmente es la técnica la que sostiene la tarea, pero a continuación esta habrá de ser relegada al olvido poco a poco si se desea conseguir un verdadero contacto amoroso.

9. Evítese masajear y hacerse masajes si se dispone de poco tiempo para practicar o recibir un masaje corporal verdaderamente eficaz es indispensable dispone de al menos 30 a 40 minutos.

Protocolo de radiofrecuencia

Son radiaciones electromagnéticas que oscilan simultáneamente en el campo eléctrico y magnético, aunque es un sistema de uso terapéutico conocido en cirugía desde muchos años.

La radiofrecuencia genera un campo eléctrico que cambia de positivo a negativo, lo que causa un movimiento rotacional de las moléculas que generan calor. Los dos tipos de radiofrecuencia utilizados son el bipolar; que provoca un calentamiento superficial de la piel, y el unipolar que provoca un calentamiento de la parte más profunda de la dermis actuando sobre el tejido adiposo. Dado que el aparato de radiofrecuencia tiene cabezales tanto unipolares como bipolares , podemos entregar la energía a distintas profundidades y así tratar distintos tipos de celulitis y también la laxitud facial y de otras áreas.

Entre los beneficios de la radiofrecuencia produce un calentamiento profundo que afecta a la piel y al tejido graso subcutáneo, un calentamiento que va de dentro hacia fuera, con lo que va a favorecer el drenaje linfático el cual permite disminuir los líquidos y las toxinas, aumenta la circulación de la zona lo cual permite mejorar el metabolismo, tanto del tejido graso subcutáneo como el aspecto general de la piel. También promueve la formación de nuevo colágeno permite que todo el tejido adquiera firmeza gracias a la reorganización de los septos fibrosos. Y por último tras la lesión térmica controlada con retracción del tejido hay una respuesta inflamatoria que se verá acompañada de migración de fibroblastos, lo cual reforzará aun más la estructura del colágeno, dando como resultado un rejuvenecimiento de la zona tratada. El efecto inmediato de la radiofrecuencia es la retracción del colágeno.

Se recomienda tomar en cuenta contraindicaciones como el embarazo, personas portadoras de prótesis metálicas, pacientes con cardiopatías y enfermedades del tejido como cáncer y personas con sobrepeso.

El protocolo del tratamiento de radiofrecuencia es el siguiente:
1. Preparar el área y a el cliente.
2. Dividimos el abdomen en cuadrantes.
3. Trabajamos por sección de 5 a 7 minutos.
4. Usamos bastante gel conductor en cada área.
5. Aplicamos radiofrecuencia en círculos constantes.
6. Retirar el gel conductor con papel toalla.
7. Usamos gel calmante para finalizar.

Protocolo de Cavitación

Consiste en un tratamiento en el cual se generan de forma controlada pequeñas burbujas que acaban con las células grasas sin dañar el sistema sanguíneo, todo ello a través de un aparato, que funciona gracias al gel de cavitación con el que se realizan movimientos circulares. De esta forma, logramos que la grasa que se encuentra en diferentes zonas de nuestro cuerpo se transforme a un estado líquido y así se elimina de nuestro cuerpo a través de las vías urinarias. Los pueden producir pequeños moretones o hematomas, esto se produce a causa de la infiltración que se produce en el tratamiento. Se aplica con una duración de 60 minutos en 10 sesiones una vez por semana.

Los beneficios traen magníficos resultados sin necesidad de una intervención quirúrgica sin necesidad de una baja laboral. Por otro lado, se reafirma activando células que dan lugar a la creación de nuevas células que no poseen grasa, con mayor elasticidad, eliminando la indeseada celulitis.

Las contraindicaciones en este tratamiento son el sobrepeso, las enfermedades autoinmunes, las patologías auditivas, los pacientes con problemas hepáticos o renales, así como el embarazo y la lactancia. Otras son las personas con marcapasos y con lesiones agudas en la piel.

Los pasos a seguir como protocolo del tratamiento son:
1. Preparar el área y al cliente.
2. Dividir el abdomen en cuadrantes.
3. Trabajamos cada zona de 10 a 8 minutos.
4. Aplicar gel conductor en cada zona en una cantidad generosa.
5. Colocamos la cavitación a unos 90° grados de la piel.
6. Nos ayudamos con una toalla.
7. Retiramos con papel toalla.

Protocolo de Masaje reductor

Los pasos a seguir como protocolo del tratamiento reductor son:

1. Preparar el área de trabajo.
2. Pesar al paciente y tomarle sus medidas en el área a reducir.
3. Hacer masaje con aceite de naranja.
4. Usar la gimnasia pasiva utilizando los electrodos positivo y negativo.
5. Dejar actuar por un periodo de 20 a 30 minutos.
6. Limpiar la zona trabajada.
7. Para finalizar le aplicamos el gel frío reafirmante.

Termoterapia

Es una aplicación de calor con fines terapéuticos. Existen diversas formas de aplicar este calor y en generillo que se busca es un efecto sedante y relajante.

Esta técnica utiliza diferentes formas de calor como tratamiento, ya sea en forma sólida, semilíquida o gaseosa. Para que se considere como termoterapia es necesario que la temperatura sea superior a la que fisiológicamente tiene el organismo. En cuanto al máximo de temperatura, depende de la sensibilidad térmica del paciente. Se aplica por un periodo entre 10 a 30 minutos.

Entre los beneficios de la termoterapia se encuentra que estimula la circulación de vitaminas y oxígeno en el tejido, gracias a una mejora de la irrigación sanguínea. Además los poros de la piel se abren y permiten la desintoxicación de los tejidos. El aumento de la temperatura ayuda a promover la eliminación de la adiposidad localizada en el abdomen. Permite mejorar el contorno y promueve el aumento del metabolismo.

Entre las contraindicaciones de este tratamiento no se menciona ningún efecto secundario significativo. Pero hay que tener en cuenta algunos cuidados cuando la zona a tratar está inflamada y en caso de procesos malignos o tumores.

Vacunterapia

La vacunterapia es una técnica de masaje profundo que se utiliza junto a un aparato de alta tecnología que mediante un sistema de aspiración y dos rodillos, traccionan la piel y estimula la circulación sanguínea y linfática en su profundidad. Para obtener resultados esperados es necesario un número mínimo de sesiones que oscilan entre 10 y 20, dos veces por semana y la duración total del tratamiento es variable dependiendo del área a tratar. Cada sesión con una duración de 25 a 30 minutos en zonas pequeñas como la cara, el brazo, el abdomen de 45 a 60 minutos. En zonas más amplias como trocánteres (cartucheras) y para tratamientos integrales desde 90 minutos.

Los beneficios de este tratamiento son que con esta gimnasia cutánea, reestructura el tejido conjuntivo, facilita la eliminación de toxinas y líquidos, mejora el aspecto de la piel de tipo naranja al aumentar la micro circulación local. Permite además restaurar la tonicidad del tejido de todo el cuerpo. El tratamiento aplicado sobre el rostro, también contribuye a atenuar las arrugas y a reducir los volúmenes localizados, tonificando de forma natural los tejidos. Además de su empleo en caso de celulitis es complemento de la lipoescultura.

Finalmente sus contraindicaciones se refieren a personas en caso de embarazo, diabetes tipo 1 y 2, en problemas de coagulación y cáncer. Además se evita en caso de hernias y se si está padeciendo un estado febril.

Ultrasonidos

Son un tipo de ondas cuya vibración está por encima de los 20000 Hz, es decir que emiten una onda que en tiempo de un segundo oscila más de 20,000 veces. Los equipos emiten ondas vibratorias y sonoras que no son perceptibles por el oído humano. Estas ondas se aplican a través de un cabezal, que se desplaza por las zonas que se quieren tratar ya sea facial o corporal, en pulsos o de modo continuo, dependiendo del caso es un tratamiento que no implica dolor ni molestia. Se hace en 8 a 10 sesiones.

El ultrasonido elimina várices, disminuye la aparición de acné, elimina la celulitis, tonifica la piel, y ayuda a que una herida cicatrice mejor. Además sirve para disolver la grasa acumulada por medio de las ondas que emite sobre el tejido adiposo, eliminando con el tiempo la celulitis.

Como siempre se deben analizar las posibles contraindicaciones como casos de personas con marcapasos, cáncer, embarazo. Además de las personas con trastornos de hipersensibilidad cutánea. Además nunca se debe aplicar su onda sobre áreas delicadas del cuerpo como oídos, testículos, el cerebro, etc.

Formularios para esteticistas

INFORME DE DETECCIÓN DE ALTERACIONES DERMATOLÓGICAS DE TRATAMIENTO MÉDICO

Examinado el cliente, señor/señora:

_____

Por una consulta sobre:

_____

He podido detectar alteraciones dermatológicas localizadas en:

_____

Con el siguiente aspecto:

_____

Al tratarse de un tipo de alteración que sale de mi competencia, la remito a usted con el fin de que estudie y trate el problema de mi cliente. Ruego me confirme si es conveniente que siga algún tratamiento cosmético.

_____

Le agradezco de antemano su interés y me pongo a su disposición para cualquier consulta e información que necesite, para lo cual adjunto mis datos.

Firmado_____

FICHA PARA EL ANÁLISIS CORPORAL

Fecha:............................... Peso inicial.................
Peso final ....
Talla: ....

EXAMEN DE LOS SENOS:
- Pequeños.................... ☐

Estrías.................... ☐ Otros.............................

☐

- Grandes.................... ☐
Nódulos.................... ☐
- Caído........................ ☐ Ganglios axilares..... ☐

EXAMEN DEL ABDOMEN: Obeso .... ☐
Flácido .... ☐ Estrías .... ☐

ACÚMULOS CELULÍTICOS
- Localización y tipo...................... ☐
- Calor o frío en las extremidades.... ☐
- Adiposidad.................................. ☐
- Hinchazón.................................. ☐
- Retensión de líquidos .... ☐
Varicosidades.............................. ☐

- Fibrosis……………………………… ☐

General……………………………. ☐

- Aspecto piel naranja……………..... ☐

Predominante…………………………. ☐

• Caliente…………………………........ ☐

- Flacidez Muscular…………………….….. ☐

• Fría……..……………………….…....... ☐

General……………………………..….. ☐

• Blanda……..……………………….…..... ☐

Predominante……………………..…........ ☐

• Dura…..…..……………………….…....... ☐

• Dolorosa……..……………………….…........ ☐

TRATAMIENTO

RECOMENDADO: En domicilio: Gimnasia, respiración, postura, duchas frías, cosméticos, recomendaciones sobre el tipo de alimentación a seguir.

En cabina: No. de sesiones:……………………………. Veces por semana:………………………….…..

Productos…………………………………………………………

………………………………………………………….

Aparatología:…………………………………………………

………………………………..

Otras técnicas:…………………………………………………………

………………………….…...

Presupuesto:……………………………………

HISTORIAL ESTÉTICO
FICHA No._____
FECHA: _____/_____/_____

_____

Apellido:...
....

Nombre:..

Dirección:..

Teléfono:...

Horario de trabajo:...

Sexo: F.......... M.............

Correo:..

Edad:_____ No. de hijos:_____ Posible embarazo o menopausia:_____

Medicamentos que toma habitualmente

Corticoides_____ Diuréticos _____ Antibiótico _____ Analgésicos _____

Somníferos_____ Reguladores de apetito _____ Anticonceptivos _____

Reacciones especiales a medicamentos:

_____

_____

_____

_____.

OTROS DATOS DE INTERÉS

Fumas? Si_____ No_____ Hace usted ejercicio físico? Si_____ No_____ Toma el sol? Si_____ No_____

Usa protección solar? Si_____ No_____

Tipo de alimentación que sigue y horarios
a) Desayuno:

_____

_____

b) Merienda:

_____

_____ c) Almuerzo:

_____

_____

d) Cena:

_____

_____

Cantidad de agua al día_____
Infusiones Si_____ No_____ Café Si_____ No_____
Dulces Si_____ No_____ Salados Si_____ No_____ Grasa
animales Si_____ No_____
Reacciones especiales

_____

_____

_____

_____

.

Datos de interés estético:
Suele asistir a centros de belleza? Si_____ No_____
Qué tratamiento le ha resultado más
positivo?_____

_____

Ha tenido alguna reacción de intolerancia o alergia a algún
producto?_____
Cuál es el problema estético que más le
preocupa?_____

_____

Ideas claves y actividades del Capítulo

IDEAS CLAVES DEL CAPÍTULO

► Las maniobras de masajes estéticos son las técnicas para colocar las zonas de manos sobre el cuerpo del paciente que asiste aquejado por problemas musculares y estrés.

► En este capítulo se mencionan más de 10 terapias que emplean la biotecnología cosmética y aparatología en las clínicas estética donde se ofrecen servicios estéticos para el cuidado de la piel y son específicos al estado de cada paciente y se deben considerar las contraindicaciones de salud.

ACTIVIDADES SUGERIDAS

Improvise un consultorio, cree y rellene los formularios de la paciente como si se tratase de un simulacro de campo.

• Escoja un tratamiento de masaje corporal o facial y siga los pasos de los protocolos indicados.

• Si cuenta con un aparato de cavitación, ultrasonido u otro, arregle una visita a un lugar de proveedores o importador de este tipo de equipo y comprenda su funcionamiento adecuado para ponerlo en práctica.

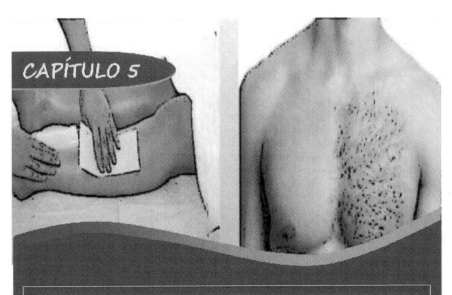

CAPÍTULO 5

TÉCNICAS DE DEPILACIÓN

- Características del Pelo
- Zonas corporales de Depilación
- Clases de técnicas depilatorias.

- Criterios de aplicación depilatoria y contradicciones.
- Protocolo de Depilación.

Técnicas de Depilación

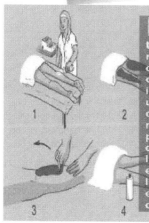

Los cánones de belleza nos obligan a cuidar y proteger el pelo de determinadas zonas como el cabello, pero también nos exige su eliminación en otras como el rostro, axilas y extremidades. De acuerdo con estos cánones impuestos por una sociedad que da una gran importancia al factor estético, se han desarrollado diferentes técnicas para la eliminación del vello de tipo físicas o químicas. Antes de proceder a la realización de un método depilatorio determinado, la profesional de estética debe hacer una exhaustiva valoración de la técnica más adecuada en virtud de la zona a depilar y de las características de la piel o el vello.

Los pelos están compuestos por una escleroproteína córnea denominada queratina y no contienen ni vasos sanguíneos ni nervios. Suelen contener pigmentos (excepto en los albinos) y a veces también contienen burbujas de aire intersticial que dan al pelo un color plateado. La estructura del pelo consiste en células epiteliales modificadas dispuestas en capas alrededor de una médula central (o núcleo) y cubiertas de escamas delgadas y planas. La raíz de cada pelo se encuentra en una invaginación de la epidermis llamada folículo piloso. El pelo crece desde la base del folículo y se nutre a partir de los vasos sanguíneos presentes en una papila situada dentro del folículo, que se prolonga un poco en la raíz del pelo. Un músculo pequeño, el arrector pili o erector del pelo, se une a cada folículo piloso. El músculo se contrae bajo el control del sistema nervioso simpático, haciendo que el pelo se erice. La mayoría de los mamíferos poseen pelos táctiles que crecen, en muchos casos, en la parte superior del labio y en las cejas, con las raíces situadas sobre tejido eréctil muy inervado.

La cera de parafina es una mezcla de hidrocarburos saturados de alta masa molecular que se produce al refinar el petróleo. Actualmente la mayoría de las ceras comerciales proceden del petróleo.

Las ceras se usan para fabricar velas, cerillas, papel parafinado y cosméticos. Se utilizan también para fabricar antioxidantes del caucho, aislantes eléctricos, baños de papel, tintas de impresión, acabados textiles, recubrimientos de cuero y recipientes para los alimentos. Esta gama de productos requiere ceras con distintos puntos de fusión, así como diferente brillo, dureza, resistencia a la tracción, resistencia al agua y ductilidad.

El desarrollo del pelo en el ser humano se inicia en el embrión y ya en el sexto mes el feto aparece cubierto de un pelo muy fino (lanugo). En los primeros meses de vida el lanugo se cae y es reemplazado por pelo grueso en la cabeza (cabello) y cejas, y fino y velloso en el resto del cuerpo. En la pubertad aparece, en ambos sexos, pelo grueso en axilas y pubis, y en los hombres empieza a crecer en la parte superior del labio y la barbilla dando origen a la barba. La velocidad de su crecimiento varía con la edad de la persona y con la longitud. Cuando es corto, crece unos 2 cm por mes, pero la tasa de crecimiento se reduce a la mitad cuando es largo. El crecimiento mayor se da en mujeres cuya edad oscila entre 16 y 24 años de edad.

Los trastornos en la estructura del pelo o del folículo piloso originan un crecimiento anómalo o una caída precoz o anormal del cabello. El cabello seco o apagado se debe al efecto de distintos productos químicos. El uso demasiado frecuente de permanentes, champús o lociones, sobre todo las que contienen alcohol o álcalis, pueden provocarlo. La causa de la calvicie severa no se conoce, pero en muchos casos ha sido atribuida a un tumor en la corteza adrenal o a trastornos de la hipófisis, el tiroides o el ovario. La aparición precoz de canas se asocia con estados de ansiedad, emociones intensas, enfermedades carenciales y causas hereditarias. La alopecia o calvicie se debe sobre todo a causas hereditarias. Ciertas formas de calvicie pueden, sin embargo, deberse a otras causas: la alopecia precoz, en la que el cabello de una persona joven se cae sin que antes encanezca, puede estar causada por una seborrea; la alopecia areata, en la que se cae de forma irregular, se cree que se debe a inflamación, trastornos nerviosos o infecciones locales, sobre todo en estados de estrés psicológico. La caída difusa del cabello, un fenómeno normal, puede alcanzar proporciones anormales después de fiebres superiores a 39,4 °C durante enfermedades que provocan un debilitamiento del organismo o tras una intervención quirúrgica.

En realidad, ningún regenerador capilar previene la pérdida de cabello o facilita su crecimiento. Sin embargo, se ha investigado un fármaco llamado minoxidil, que parece tener cierto éxito en las pruebas realizadas en hombres con calvicie hereditaria, que habían sufrido pérdidas de cabello diez años atrás.

Las infecciones del folículo piloso también son origen de muchas enfermedades. La tiña favus, provocada por el hongo Achorion schoenleinii, se caracteriza por la formación de pequeñas costras alrededor de la boca de los folículos que, a menudo, se asemejan a un panal. Otro tipo de tiña es provocada por un hongo del género Trichophyton. Estas enfermedades se tratan con éxito mediante depilación (extraer el pelo de los folículos afectados), limpieza con jabones o aceites que arrancan las costras y aplicación de fungicidas.

Las zonas con pelos, en especial la cabeza y el pubis, están expuestas a infecciones molestas de insectos pequeños y ácaros como piojos y ladillas.

Características del Pelo

Como futuros profesionales del área de la estética es imprescindible adquirir un conocimiento previo de todas estas cuestiones, útiles a nuestro quehacer profesional.

El pelo es una continuación de la epidermis; está constituido por las células cornificadas, es flexible y sale oblicuamente de la piel. Consta de tallo formado por células muertas, dispuestas en forma de cilindro alargado. La raíz se aloja dentro del folículo piloso. El pelo es un apéndice cutáneo con función protectora en todos los mamíferos. Consta de vainas o envueltas que recubren esta zona.

Es donde toman lugar las funciones vitales en las técnicas de epilación se actúa en el bulbo piloso. La raza, la edad, sexo y zona cutánea a la que nos referimos determinan las características del pelo. Durante el desarrollo fetal hasta el octavo mes el pelo se llama lanugo, en la pubertad se desarrolla el pelo terminal.

En el córtex se localizan los gránulos de melanina, que determinan el color del pelo y las fibras de queratina que le confieren resistencia. El córtex se ve afectado por técnicas depilatorias químicas. La glándula sebácea acompaña al pelo formando los folículos pilo-sebáceos. Produce sebo, que se vierte al folículo.

El crecimiento del pelo es cíclico, y se pueden diferenciar distintas fases, donde la raíz tiene gran actividad metabólica. Las anomalías que están asociadas al pelo a considerar en la depilación son la hipertricosis y el hirsutismo. En ambos casos se puede aplicar la depilación eléctrica y por láser.

La forma del pelo es una de las características hereditarias más importantes y exactas. El pelo casi negro de los papúes, melanesios y africanos crece a partir de un folículo curvo que continúa en una espiral con sección transversal plana. El pelo de los chinos, japoneses y de los indígenas americanos es lacio, grueso, largo y casi siempre negro. Crece de un folículo recto, con sección transversal circular, y tiene una médula fácilmente distinguible. El pelo de los ainus, europeos, indios y semitas es ondulado. Crece desde un folículo recto pero con cierta tendencia a enrollarse; la sección transversal es oval y el color varía mucho de unos individuos a otros, desde el rubio claro hasta el negro.

Zonas corporales de depilación

La depilación se inició en la antigüedad y se utilizaban cuchillas primitivas para rapar las cabezas de personas esclavizadas como los eunucos en medio oriente y Egipto. Hoy día las técnicas depilatorias abarcan gran cantidad de opciones desde el sencillo afeitado, las cremas depilatorias, las ceras, los láseres, y muchas más.

Si observamos las zonas del cuerpo, vemos que seguramente nos gusta a todos tener cabello en la cabella, estilizarlo, lavarlo regularmente y darle los demás cuidados, pero el resto de vellos o folículos pilosos de la piel se nos torna una verdadera molestia cuando crecen en exceso sin parar a lo largo de la vida. Las mujeres por vanidad o por pretensión tienden a veces a ser más cuidadosas que los hombres, que ven en su abundante vello corporal un símbolo de virilidad. Sin embargo, la mayoría de la gente no piensa de la misma manera y en las salas de depilación vemos personas de todos los criterios imaginables.

DEPILACIÓN POR SEXO

DEPILACIÓN FEMENINA:
- Cejas.
- Brazos.
- Axilas.
- Bikini o pelvis y pubis.
- Piernas.
- Labio superior

Motivos para depilarse:
- Higiene personal
- Trabajo en modelaje
- Cambios de clima
- Atractivo sexual

DEPILACIÓN MASCULINA:
- Barba.
- Pecho o pectorales.
- Espalda.
- Nalgas.
- Piernas
- Cuerpo entero

97

Clases de técnicas Depilatorias

El término "depilación", en general se utiliza con referencia a cualquier técnica encaminada a la eliminación del vello superfluo. Sin embargo, el profesional de la estética debe distinguir claramente entre epilación y depilación.

• Depilación: Comprende técnicas encaminadas a la eliminación de la parte aérea del vello superfluo, es decir se actúa sobre el tallo piloso. Se incluyen aquí al rasurado, abrasión y las cremas depilatorias. Suponen una solución temporal, nunca definitiva. Estas técnicas son de uso personal, se denominan "caseras" y no se utilizan nunca en cabinas de estéticas.

• Epilación: Son técnicas encaminadas a la eliminación del bello actuando más profundamente desde el bulbo piloso.

La profesional de la estética debe indicar en la ficha del paciente datos como tratamiento y productos aplicados, existencia de posibles lesiones cutáneas, fecha de la próxima cita y demás. Con esto se pretende tener un registro de la evolución del cliente.

TÉCNICAS DEPILATORIAS QUÍMICAS. Es un tratamiento que no se realiza a nivel profesional, pero se deben conocer sus características para poder aconsejan a la clientela. Se basan en la destrucción del tallo del pelo. En esta técnica de productos en cuya composición existen agentes queratolíticos que pueden destruir el pelo son los tioles y los sulfuros de metales alcalinos. Antes de su aplicación se debe probar en una zona sensible del cuerpo como la muñeca o el plegue del brazo.

TÉCNICAS DEPILATORIAS FÍSICAS. Existen diversas técnicas estéticas para la eliminación del vello dentro del campo profesional. En primer lugar se tratarán las técnicas físicas. El arrancamiento o avulsión consiste en tirar del tallo piloso con objeto de extraer también el bulbo. Existen variantes según el material utilizado: pinzas, maquinillas eléctricas o películas adhesivas o ceras.

1.	Ceras calientes: Están formados por cuatro tipos de compuestos como agentes adhesivos, plastificantes, suavizantes y aditivos aromáticos. Según su punto de fusión o temperatura van de 38 a 45 °C. Son bastante eficaces y tienen mucha demanda a nivel profesional. Se debe advertir de los posibles efectos secundarios en pieles sensibles.

2.	Ceras tibias: No contienen cera de abeja, por lo que no son ceras propiamente dichas. En su composición tienen derivados de colofina y resinas en un excipiente, como aceites minerales y vegetales.

3.	Ceras frías: Son soportes impregnados de una mezcla fundida de glucosa, miel, resinas sintéticas, melaza, oxido de zinc y aceites minerales y vegetales. No necesitan fundidor ya que se deja la masa a temperatura ambiente.

DEPILACIÓN ELÉCTRICA. Consiste en la destrucción de la zona del folículo piloso donde se encuentran las células germinativas, con objeto de evitar que crezca un pelo nuevo. Con estos métodos se logra una depilación definitiva. El fundamento de la técnica radica en la aplicación de corriente eléctrica.

Según la frecuencia de voltaje se clasifican en:

• Depilación aguja, es un método depilatorio muy agresivo y complicado.

• Electrólisis se emplea una corriente continua de bajo voltaje.

• Termólisis se usa un voltaje débil, gran amperaje y una alta frecuencia.

• Sistema Flash es una variante de las de alta frecuencia donde se aumenta y disminuye la frecuencia en menor tiempo de aplicación.

DEPILACIÓN POR LÁSER. La fotodepilación se basa en la exposición del pelo a la energía lumínica que se transforma en calor, llegando a atrofiar el folículo piloso. Es decir, la eliminación del pelo ocurre por fototermólisis. Su mayor ventaja es que no produce dolor, ni infecciones y no deja cicatrices.

Criterios de selección Depilatoria

Se debe considerar la duración del vello en volver a salir o deja de hacerlo definitivamente. Entre las técnicas que es común utilizar en los salones de estética encontramos:

• Técnicas mecánicas: avulsión por pinzas, o cera con todas sus modalidades.

• Algunas técnicas químicas como retardadores de crecimiento.

• Técnicas eléctricas: depilación mediante aguja o pinza.

CONTRAINDICACIONES EN LA APLICACIÓN DE TRATAMIENTOS ESTÉTICOS:

• Evitar la manipulación sobre lesiones tumorales de la piel.

• Los tratamientos estéticos están contraindicados en procesos infecciosos, con objeto de no contribuir a la generación de la infección.

• En trastornos vasculares que conlleven al estancamiento de la sangre.

• Determinados lesiones cutáneas están contraindicadas.

Protocolo de Depilación

Previamente a la realización de cualquier método depilatorio el esteticista de be comprobar si el cliente presenta alguna lesión cutánea que contraindique el tratamiento. En este caso los pasos a seguir son los siguientes:

1. Aplicar las medidas de bioseguridad.

2. Tener los materiales y productos ya listos para ser aplicados.

3.   Preparar al paciente ofreciéndole la mayor atención e información sobre el tratamiento y llenar la ficha del paciente.

Procedimiento:

1.   Limpiar la zona a depilar usando gel alcoholado.

2.   Colocar el polvo.

3.   Con el palito de madera aplicamos la cera, teniendo cuidado de no embarrar.

4.   Luego colocamos la tela sobre el área encerada y en dirección contraria al crecimiento del vello, halamos de un tirón rápido proyectado en lo posible halar la piel para que duela menos.

5.   Al terminar limpiamos con el aceite y después aplicamos el gel calmante o el gel retardante de crecimiento.

🔖 Ideas claves y actividades del Capítulo

IDEAS CLAVES DEL CAPÍTULO

► Las técnicas de depilación han demostrado ayudar a las personas a mantener su higiene personalidad y comodidad al realizar sus tareas cotidianas evitando que la abundancia de pelos por todo el cuerpo suscite la aparición de enfermedades.

► En este capítulo se mencionan todas las técnicas paso a paso para eliminar el cabello de las diferentes zonas según cada cuadro o a petición del propio cliente, que busca ayuda no precisamente por vanidad.

ACTIVIDADES SUGERIDAS

Improvise una sala de depilación, divida las técnicas de cera, crema depilatoria y eléctrica, y compare sus diversas ventajas y desventajas.

• Efectúe los tres tipos de depilaciones con modelos y pregúnteles acerca de las sensación de confort o molestias que pudieran experimentar.

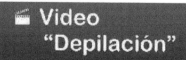 Video "Depilación"

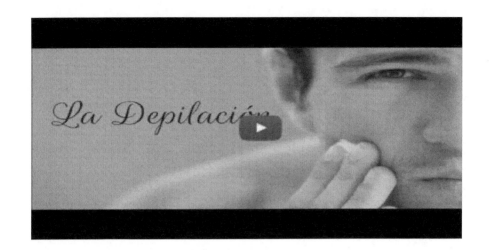

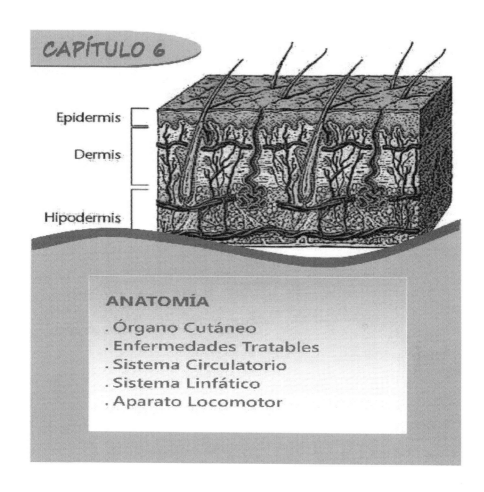

CAPÍTULO 6

Epidermis

Dermis

Hipodermis

ANATOMÍA

. Órgano Cutáneo
. Enfermedades Tratables
. Sistema Circulatorio
. Sistema Linfático
. Aparato Locomotor

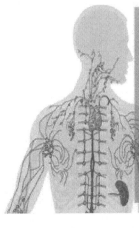

En este capítulo se desarrollan cuatro de los aparatos de la anatomía que más se relacionan a la estética y cosmetología. La palabra anatomía proviene del griego Anatome, que significa "disección", y es la rama de las ciencias naturales relativa a la organización estructural de los seres vivos. Es una ciencia muy antigua cuyos orígenes se remontan a la prehistoria. Durante siglos los conocimientos anatómicos se han basado en la observación de plantas, y cadáveres, animales y humanos desde Inglaterra, donde muchos de los primeros avances de la ciencia comenzaron a dilucidarse.

Por consiguiente la fisiología es inseparable de la anatomía, que a veces recibe el nombre de anatomía funcional.

La anatomía, que es una de las ciencias básicas de la vida, está muy relacionada con la medicina y con otras ramas de la biología.

Órgano Cutáneo

La piel es el órgano que rodea nuestro cuerpo, cubriendo todo el organismo, es una barrera protectora entre el medio interno y el externo. Posee un indudable valor estético, y constituye la materia prima sobre la que trabaja el profesional de la estética. Por este motivo, es imprescindible adquirir conocimientos profundos de su estructura, función y posibles alteraciones con objeto de que seamos capaces de seleccionar y aplicar el tratamiento más adecuado.

La capa externa o frontera de nuestro cuerpo como medio exterior, no es simplemente una envoltura que recubre nuestro cuerpo. Es un sistema organizado y en constante renovación que desempeña multitud de funciones, tantas que le dan la categoría de órgano, por lo que para denominar a la piel también se habla de órgano cutáneo.

La piel proporciona una valiosa información sobre la persona como posibles trastornos internos y nuestros hábitos higiénicos. Es muy importante tanto en su imagen externa como sus relaciones externas.

La característica capacidad de la piel le proporciona una función estética como órgano de presentación mediante la que se expone el aspecto a los demás.

En la piel se diferencian dos capas:

• La epidermis, es la más superficial y esta formada por células especializadas en formar una barrera de protección.

• La dermis, consta de células y fibras incluidas en una sustancia fundamental.

• Hipodermis, se encuentra bajo la dermis y es el tejido graso.

Los tipos celulares a destacar de la epidermis son: los queratinocitos o células epiteliales, y los melanocitos. Los queratinocitos constituyen una barrera de protección, se dividen y migran a capas superiores formando los diferentes estratos epidérmicos. Después caerán, mientras que otros queratinocitos ascienden, de esta forma se asegura la renovación celular. Los melanocitos fabrican melanina, responsable del color de la piel y del cabello.

La epidermis consta de cuatro estratos de células, salvo en las palmas de las manos y las plantas de los pies con la que son cinco al aparecer el estrato lúcido. Estos estratos epidérmicos son:

• estrato basal.   • estrato espinoso
• estrato granuloso   • estrato lúcido
• estrato córneo.

En la epidermis, la re novación celular es constante. La perdida de células muertas del estrato córneo se compensa por la división de las células del estrato basal, renovándose los demás estratos.

La queratinización epidérmica comprende la migración de las células hacia estratos superiores, las transformaciones que sufre la célula durante el recorrido y la descamación celular.

Durante el ascenso, la célula se va transformando en corneocito. Los cambios que ocurren son morfológicos, es decir que se aplanan y desaparecen orgánulos celulares y bioquímicos, relacionados a la síntesis de queratina.

La queratina es una proteína que tiene una función protectora, impermeabiliza la piel y proporciona resistencia a factores mecánicos.

El proceso por el que se forma melanina en los melanocitos se denomina melanogénesis. La melanina es un pigmento que determina el color de la piel y el pelo. Los melanocitos sintetizan melanina que es transferida a los queratinocitos vecinos, que la transportarán y destruirán.

Finalmente tenemos a los granulocitos, son células de la sangre caracterizadas por los modos de colorear los orgánulos de su citoplasma, en microscopía de luz. Se le conoce como leucocitos polimorfonucleares, debido a las formas variables de núcleo que puede presentar. Sin embargo este término puede ser mal utilizado ya que solo es correcto para los neutró-filos y no para los basófilos, ni para los eosinófilos. Hay tres tipos de granulocitos en la sangre humana: neutrófilos, eosinófilos y basófilos.

Enfermedades tratables

Dentro del sistema inmunológico, la linfa es una parte del plasma sanguíneo que atraviesa las paredes de los vasos capilares, se difunde por los intersticios de los tejidos y, después de cargarse de sustancias producidos por la actividad de las células, entra en los vasos linfáticos por los cuales circula hasta incorporarse a la sangre venosa.

Por lo general, las inmunodeficiencias primarias son congénitas y varían desde anormalidades benignas y controlables hasta deficiencias tan severas que se convierten en una batalla incompatible con la extensión de la vida. Las inmunodeficiencias secundarias pueden ser controladas o inhibidas al inducirse tratamiento oportuno por malnutrición. También pueden ser tratadas con mínimas dosis de drogas tóxicas como las que se utilizan en tratamientos contra el cáncer tanto en medicina como botánica alternativa. Según avances recientes (1980 y 1996), pero no complementarios, pueden ser benignas o graves, es decir que están relacionadas con los linfocitos B como es el caso de algunas enfermedades autoinmunes, o con los linfocitos T como se da en los casos de enfermedades terminales como la leucemia y el SIDA que requieren de métodos de curación más invasivos como los trasplantes de médula. La leucemia aguda es una forma de leucemia que se diagnóstica frecuentemente en niños y adultos jóvenes. Sus síntomas son las fiebres irregulares, el sangrado espontáneo por las encías, membranas mucosas o bajo la piel y anemia de rápida evolución. En años recientes se ha demostrado que la combinación de las quimioterapias, radiación ionizante y una alimentación en anticancerígenos como las verduras de hoja verde, carotenos y las frutas como la piña y la guanábana han ayudado a mejorar la tasa de curación entre el 50% y un 90% de los pacientes tratados.

La medicina actual clasifica a seis componentes cuya actividad celular interfiere directamente en el proceso de defensa inmunológica de nuestros nutrientes dentro del flujo sanguíneo. De estos componentes tres son diferentes tipos de células, y los otros tres son un tipo de proteínas solubles. Las tres categorías de células inmunológicas son: los granulocitos, los monocitos o macrófagos y los linfocitos. Los granulocitos son las células con núcleo más abundantes en la sangre e ingieren los antígenos que penetran en el cuerpo, luego utilizan sus potentes encimas para destruirlas representando así las células que comunicarán al sistema la inmunidad adquirida, una vez vuelvan a entrar a atacarnos. Los monocitos constituyen un pequeño porcentaje de la totalidad de las células sanguíneas los cuales cuando se encuentran localizados en los tejidos de los órganos y fuera de circulación sanguínea, se transforman en macrófagos, desarrollando potentes tentáculos para atrapar los alergénos externos. Los linfocitos son las células más importantes del sistema inmunológico. Existen los tipos de linfocitos B que son los responsables de la inmunidad humoral o serológica que producen inmunoglobulinas, y los de tipo T que son responsables del equilibrio celular atacando directamente a los antígenos y produciendo citoquinas, destrucción que se hace más eficaz cuando la persona ya se ha expuesto antes al antígeno. Las tres células restantes son las inmunoglobulinas, las citoquinas y las proteínas del complemento que se combinan con un tipo de antígeno y contribuyen a su destrucción. Se ha conocido que los efectos secundarios de los antihistamínicos son casi nulos e inofensivos, sin embargo su acción supresora de los betacarotenos a largo plazo puede ser perjudicial para los pacientes con alergias recurrentes por lo que se recomienda acompañar la dieta con alimentos alto en este contenido como los de color naranjas, que son la zanahoria, el zapallo y la mandarina.

Los órganos que forman parte del sistema inmunológico son las amígdalas, que es una masa de tejido linfoide con nódulos situada en la garganta la cual tiene una función de proteger la faringe de bacterias que ingresan por el sistema digestivo. Es en el timo, ubicado a la altura del esternón que desempeña un papel importante hasta la adolescencia del individuo formado también por tejido linfático y que se asume como constructor de los linfocitos T ya que en la etapa adulta se llena de grasa y su función es probablemente reemplazada por la médula ósea de los huesos del esqueleto. Finalmente, encontramos al bazo que es un órgano esponjoso localizado detrás del estómago y justo bajo el diafragma y está compuesto de dos tipos de tejido: la llamada pulpa blanca que produce linfocitos que se liberan en el torrente sanguíneo para atacar infecciones y la pulpa roja que se encarga de eliminar células rotas con la ayuda de los macrófagos además de ser una reserva de hierro similar a la del hígado con la bilis. Un bazo hiperactivo esta asociado a la aparición de las anemias por una función irregular sobre los glóbulos rojos.

El sistema linfático, reconocido por estar localizado al lado izquierdo del sistema circulatorio, esta formado por capilares circulatorios y conductos en los que se recoge y transporta hasta el torrente sanguíneo los lípidos digeridos provenientes del intestino para eliminar y destruir sustancias tóxicas y para oponerse a la difusión de enfermedades. Su función principal es la destrucción del material que resulta de la degradación de las proteínas conformadas por los aminoácidos, las cuales forman así la linfa, que fluye por los capilares linfáticos para ser finalmente eliminada mediante los movimientos musculares. De aquí la importancia de evitar una vida sedentaria y realizar ejercicio físico como caminatas, correr a campo abierto, o practicar algún deporte de preferencia.

Los padecimientos o dolencias que se consideran tratables por la medicina botánica y por la medicina por originarse de una mala nutrición son muchas y la exponemos seguidamente. Entre las enfermedades autoinmunes más comunes encontramos aquellas provocadas por las alergias a los alimentos que producen desde comezón cutánea o picazón que se padece por enrojecimiento de la epidermis, taquicardia y hasta repentinos episodios diarreicos. Este grupo de enfermedades son producidas por las comidas que ingerimos y su tratamiento se fundamenta en el control de los alimentos que poseen el alergeno que desencadena los síntomas inmediatos. En el caso de los alérgicos a los alimentos en general pueden venir producidos por los alimentos enlatados, los mariscos, algunos embutidos de cerdo, algunos fideos y frutos secos como el maní o cacahuates. De un modo similar sucede a los infantes y adultos que padecen lactumen, enfermedad caracterizada por la alergia o reacción metabólica a la ingesta de leche con lactosa, que ya es controlable a través de marcas de productos específicas que manufacturan productos visiblemente etiquetados con la indicación: sin lactosa. Otro grupo de pacientes a quienes ya se les ofrece una gama de productos especialmente procesados para el tratamiento de su enfermedad son los celíacos o alérgicos al gluten, el cual es un nutriente presente en el trigo, el centeno, leguminosas y alimentos hechos con las harinas procesadas. A estos pacientes se les prepara una dieta rica en verduras, frutas y alimentos libres de gluten ya que comer directamente estos alimentos puede producirles terribles episodios diarreicos como el caso de los lacto alérgicos. Por último hallamos a los fenilcetonúricos quienes básicamente deben evitar golosinas como los refrescos en polvo, chicles y edulcorantes que contienen el aminoácido artificial de la fenilalanina que actúa en contra de las propias células, produciendo similares reacciones a las ya mencionadas en la persona que las consume. Los tratamientos con antihistamínicos recetados por un médicos son oportunos ya que sólo existen 25 plantas de con esta propiedad y son de origen europeo. (Ver capítulo de articulos del blog). Los niños y jóvenes que padecen diabetes tipo I o mellitus insulino dependiente DMID, la cual se cree que tiene un mecanismo de relación autoinmune. Sus síntomas son sed acusada, pérdida de peso y fatiga debida al fallo de la fuente principal de energía que es la glucosa. Constituye de un 10 a un 15 % de los casos y es de evolución rápida. La tipo 2, o no insulino-dependiente es la diabetes del adulto y suele parecer en las personas mayores de 40 años y es de evolución lenta. Los análisis de sangre y orina permiten su diagnóstico ya que no produce síntomas.

Otra de las enfermedades autoinmunes con un 10% de mortalidad entre mujeres y hombres que la padecen durante los primeros 3 años es la miastenia gravis la cual es una enfermedad autoinmune no hereditara, en la que los linfocitos de la sangre producen anticuerpos que destruyen los receptores de acetilcolina situados en las células musculares. Sus síntomas son la perdida de los reflejos motores de las extremidades en varios grados de gravedad. La función de la acetilcolina es la transmisión de señales entre los nervios y los músculos, de modo que cuando se destruyen sus receptores no se puede inducir la contracción muscular. Una alimentación similar a la dieta muscular presentada en este libro sería recdomendable incluyendo alimentos como el vino blanco o cerveza, la soya en todas sus formas y derivados, el limón, y pastas integrales y cereales.

Dentro del grupo de enfermedades producidas en los órganos del sistema inmunológico están la amigdalitis [94] que es una inflamación producida por una infección vírica o bacteriana, o irritación de origen externo. Cuando se da el aumento de volumen de un ganglio linfático ubicado en el área debajo de los hombros, o la ingle es la que se llama adenopatía y puede ser provocado por bacterias o virus que sobrecargan el ganglio. Los oídos también están localizados cerca de glanglios específicos por lo que su relación con infecciones, problemas del equilibrio y el uso de drogas esta asociado estrechamente a las molestias que como efecto secundario surgen tanto a jóvenes como en adultos. Otra de las infecciones por virus de Epstein-Barr es la mononucleosis infecciosa que se transmite a través de la saliva al compartir alimentos, besarse y esputos por lo que se debe estar atentos a llagas en la boca y afecta la producción de linfocitos y glóbulos rojos en adolescentes y adultos jóvenes que hace susceptible a inflamaciones en diversas partes del cuerpo por el aumento celular además de la debilidad.

En el grupo de las dermatosis varias o alergias cutáneas se mencionan un extenso número de enfermedades que van desde aquellas asociadas a la herencia genética como la psoriasis [108] , conocida también como caracha, sarna o roña, es una enfermedad crónica de la piel que afecta un 2% de la población mundial y es distinguida por lesiones leves de aspecto escamoso rosáceo en pieles claras que aparecen el pecho y espalda. Similar a esta es el carbunco, conocida popularmente como ojo de pescado, que son producidos por la bacteria Bacillus anthracis y afecta a humanos y al ganado vacuno y son úlceras cutáneas presentadas con el centro negro que son extirpadas quirúrgicamente y fármacos antimicrobianos. La epidermitis

La seborréa del cuero cabelludo también origina caspa debida al incremento y alteración de la secreción de sebo o materia grasa producida por las glándulas y su tratamiento son los champús. Los padecimientos estéticos como los eritemas de la cara del área malar, que es aquella en forma de mariposa sobre las mejillas rosáseas, frente y nariz que en algunos casos evoluciona como acné que es una enfermedad eruptiva de los folículos de las glándulas sebáceas que secretan un quiste purulento que deja manchas y cicatrices en la superficie de la piel por lo que se recomienda las recetas de tratamiento o mascarillas naturales del capítulo de este libro. Un descuido en el aseo junto al del rostro junto a una dieta alta en grasas puede desatar los conocidos abscesos purulentos. La higiene personal y la alimentación juegan un papel importante para evitar estos tipos de erupciones cutáneas, así como evitar el agua del grifo en zonas donde se detectan parásitos. Las manchas congénitas o lunares son producidas por la acumulación de pigmentos en la piel y aparecen a cualquier edad de la persona y son en su mayoría benignas, pero si se experimenta comezón y ardor deben ser examinadas por un oncólogo para descartar soriasis, carbunco o cáncer de piel.

El herpes es un grupo de enfermedades de la piel causadas por virus patógenos humanos que se presentan en la cara y labios acompañados de gripes y resfríos, y de los que tipo 1, 2, y del tipo varicela-zóster. Se presenta con vesículas de líquido que secan en 5 días y sus casos más graves son tratados con productos de la soja. La infección herpética del ojo, llamada queratitis dendrítica puede lesionar la córnea de un modo irreversible requiriendo un trasplante.

En la época de verano durante los paseos de playa se hace en la actualidad más común de lo corriente con los cambios climáticos, las quemaduras solares severas y por radiación ultravioleta que hace necesario el uso de lentes de sol, sombrero y cremas bloqueadoras para la protección a la exposición de la piel que no debe ser mayor a 4 horas. Para su tratamiento consulte también nuestra sección de mascarillas en el capítulo de reproducción sexual. La sudoración es importante para la eliminación natural de toxinas corporales a través de la piel y por medio del ejercicio físico, pero cuando debemos permanecer en áreas de trabajo o realizar trabajo al exterior podemos evitar los malos olores humorales o corporales a través de la frecuente ingesta de los té de hierbas aromáticas como la canela, la vainilla y la pimienta en las carnes, además del uso de talco aromatizado, perfumes y cremas humectantes de cuerpo.

Para terminar de esbozar brevemente las enfermedades asociadas al funcionamiento del sistema inmunológico señalamos las de mayor gravedad como la artritis y la fiebre reumática que se caracterizan por la aparición de fiebre con inflamación de las articulaciones de los miembros como piernas y brazos asociada también a la escarlatina que es una fiebre acompañada con dolor de angina. Todas estas enfermedades se recomiendan ser seguidas con las recomendaciones presentadas en el capítulo de nuestra dieta circulatoria ya que también se presentan con síntomas asociados a otros órganos como el corazón. Otras de las enfermedades graves asociadas al sistema linfático y al endocrino son la enfermedad de Addison que se produce ante una insuficiencia de las secreciones hormonales de las glándulas del riñón donde se hace necesaria la inclusión de sal de mesa yodada permanentemente en la dieta y productos del colágeno como la clara de huevos de aves. Referente a los pacientes de la esclerosis múltiple que requiere de inmunomoduladores naturales para el control de los ataques a la mielina, se recomienda incluir una dieta alta en cereales como la avena y la linaza además de la inclusión de verduras blancas como el nabo. En el caso del cáncer de cualquier tipo, es debido a la proliferación de células anormales en los tejidos de los órganos y de importantes glándulas endocrinas del cuerpo, por lo que recomendamos seguir esta dieta inmunológica turnada o en combinación con los alimentos enlistados en los menús de la dieta endocrina, además de los alimentos ricos en antioxidantes enlistados y de hierbas depurativas como la uña de gato en los siguientes regímenes alimentarios.

Sistema Circulatorio

El aparato circulatorio sanguíneo tiene una gran importancia debido a que es el encargado del transporte de nutrientes, oxígeno y factores reguladores a todos los órganos y tejidos del cuerpo para poder funcionar. Además, también se encarga de eliminar productos de desecho, controlar la temperatura. Para el profesional de estética, es importante un buen conocimiento de ciertas partes de este aparato, como la situación de los vasos del sistema venoso, la presión arterial, que dirección lleva la sangre por las arterias y venas y los problemas estéticos relacionados con este aparato, ya que mediante su intervención puede mejorar su funcionamiento y en ocasiones evitar algunos problemas.

Está conformado por el corazón que es un órgano que ejerce el efecto de una bomba, impulsando la sangre con un caudal y presión determinados. Los vasos sanguíneos son el circuito por el cual circula la sangre hasta cada órgano del cuerpo.

La microcirculación es el proceso mediante el cual se lleva a cabo el intercambio de nutrientes y oxígeno en las células de los capilares.

El masaje puede facilitar el retorno venoso de la sangre al corazón usando distintas técnicas, tanto manuales como mecánicas.

Muchas de las alteraciones del aparato circulatorio pueden ser tratadas por los profesionales de la estética. Es importante conocer la dirección de la sangre y su presión en los vasos por los que pasa a la hora de aplicar un masaje. Existen multitud de técnicas de masajes, tanto Manuales Como mecánicas que pueden usarse para tratar problemas circulatorios.

PROBLEMAS ESTÉTICOS RELACIONADOS CON EL APARATO CIRCULATORIO

A continuación se enumeran los distintos problemas estéticos que pueden ser tratados por el profesional de la estética para mejorar la salud de sus clientes.

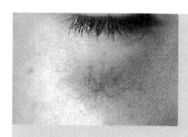

• **Eritrosis**

Es una coloración rojiza de la piel o eritema de color rosa claro producido por alteraciones arteriales, consiste en un enrojecimiento permanente en algunas partes de la cara, como la nariz o las mejillas.

• **Cianosis**

Es la coloración azulada de la piel, mucosas y lechos inguinales, usualmente debida a la presencia de concentraciones iguales o mayores a 5g/dl de hemoglobina, sin oxígeno en los vasos sanguíneos cerca de la superficie de la piel o de los pigmentos hemoglobínicos anómalos en los hematíes o glóbulos rojos. Debido a que la cantidad y no a un porcentaje de hemoglobina desoxigenada, es más fácil hallarla en estados con aumento en el volumen de glóbulos rojos o policitemia que en aquellos casos con disminución en la masa eritrocitaria o anemia. Puede ser difícil de detectar en pacientes con piel muy pigmentada

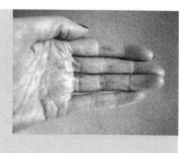

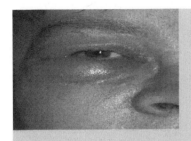

• Edemas

El edema, también conocido como hidropesía, es la acumulación de líquidos en el espacio del tejido intercelular o intersticial además de las cavidades del organismo. A este padecimiento se le considera un signo clínico. Se revisa de forma interdiaria, es decir con un día de por medio, y cuando es factible se mide el control de la zona afectada con una cinta métrica en milímetros. Este efecto es apreciable cuando se produce una quemadura solar ya que se produce edema y enrojecimiento. Se caracteriza por el efecto de que luego de apretar esa zona que queda blanca por unos segundos hasta que vuelve a su estado anterior.

• Eritema

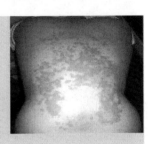

Es un término médico dermatológico para un enrojecimiento de la piel condicionado por una inflamación debida a un exceso de riego sanguíneo mediante vasodilatación. El eritema es un signo de distintas enfermedades infecciosas y de la piel. Con estos últimos, figura dentro de las eflorescencias primarias. En la mayoría de los casos desaparecen sin dificultad, y se pueden aplicar lociones.

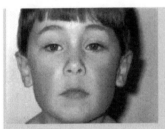

• Rosácea

Es una enfermedad común y crónica que se caracteriza por un enrojecimiento en la parte central de la cara con exacerbaciones y remisiones periódicas. Su causa es la retención de la secreción de las glándulas sebáceas de la piel. Cuando la rosácea progresa pueden desarrollarse otros síntomas tales como la eritema semipermanente, telangiectasias, pápulas, pústulas, enrojecimiento ocular, quemazón, ardor y picazón. En algunos casos se produce el enrojecimiento notorio en la nariz y se le denomina rinofima.

• Telangiectasias y caparrosa

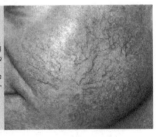

Se caracteriza por dilataciones de los capilares de la dermis, generalizadas o localizadas. La palabra proviene del griego *tele-angéion* que significa vaso lejano, y de *ectasia* o *ectasis* "dilatación o expansión". Son dilataciones de capilares pequeños y de vasos superficiales conocidas como arañitas de un diámetro de 1-4 mm que palidecen a la presión del tacto.

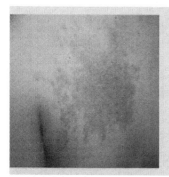

• Nevos vasculares

Son proliferaciones de las células melánicas. Estas son las que dan el color a la piel y a las mucosas. Dan lugar a manchas marrones o negruzcas bajo la piel. Cada persona tiene un tipo de nevos o lunares diferentes, estos salen antes de los 20 años de vida. Se hacen grandes y más numerosos a lo largo de la vida, algunos son congénitos y benignos.

• Angiodermatitis

Es la inflamación de los vasos cutáneos que ocurren en los pies debido a un suministro de sangre crónicamente pobre. El tamaño de la lesión puede variar desde muy pequeños hasta cubrir una gran parte de la piel.

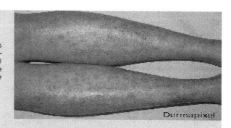

• Estasis venosas superficiales

Es una afección que consiste en la circulación lenta de la sangre en las venas, por lo general con grado de inflamación de las piernas. La estasis venosa es un factor de riesgo para la formación de trombo en las venas como el caso de las venas profundas de las piernas en la trombosis venosa. La causa de la estasis venosa incluyen largos periodos de inmovilidad, reposo en cama, prohibición de conducir o volar en avión. Se recomienda el uso de medias o escayola ortopédica.

• Várices y microvárices

Son venas dilatadas, también conocidas como venas varicosas, volviéndose tortuosas y alargadas con el pasar del tiempo. Micro várices o telangiectasis son várices intradérmicas superficiales y por ello adquieren un tono más rojizo o morado. Son más comunes en mujeres que en los hombres.

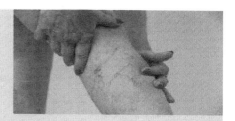

117

Sistema Linfático

El sistema linfático es un sistema de "desagüe" para el cuerpo, situado paralelamente al aparato circulatorio sanguíneo. Su función es la de recoger los residuos, por medio de los vasos linfáticos, del líquido intersticial que rodea a las células, formándose la linfa. Esta es depurada en los ganglios linfáticos y devuelva a la sangre de nuevo. Además de ejercer una función de limpieza, también participa activamente en la función protectora, ya que son los principales centros de defensa del cuerpo, donde se almacenan y multiplican los linfocitos. La posibilidad de llevar a cabo un masaje de drenaje linfático, nos permite intervenir directamente en este proceso debido a que podemos activar la circulación de la linfa.

Realiza diferentes funciones:

• Recoge los residuos producidos por las células o que se encuentran en el líquido intersticial que las rodea como proteínas, restos celulares, microorganismos y otros.

• Devuelve al sistema circulatorio sanguíneo, el plasma infiltrado en los tejidos, conservando así la concentración de proteínas del líquido intersticial, que de no llevarse a cabo moriríamos.

• Realiza labores de absorción y transporte de grasas desde la zona abdominal.

GANGLIOS LINFÁTICOS DEL CUERPO

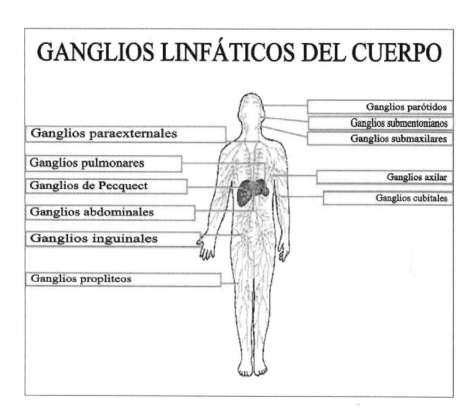

Ganglios parótidos

Ganglios submentonianos

Ganglios submaxilares

Ganglios paraexternales

Ganglios pulmonares

Ganglios de Pecquect

Ganglios axilar

Ganglios cubitales

Ganglios abdominales

Ganglios inguinales

Ganglios propliteos

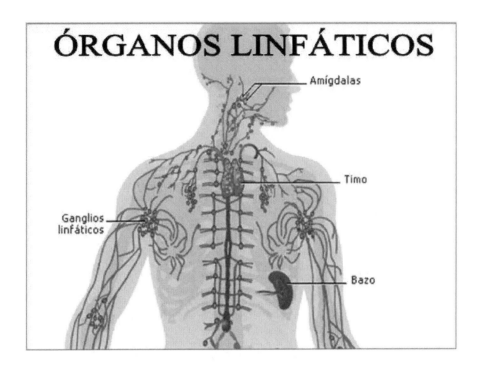

ÓRGANOS LINFÁTICOS

Amígdalas

Timo

Ganglios linfáticos

Bazo

Este sistema no posee ninguna bomba que impulse la linfa a través de los vasos, como sucede con el corazón en el aparato circulatorio, sino que lo hace por sistemas parecidos a los vistos anteriormente como las válvulas, contracción muscular y otros.

Está formado por una amplia red de vasos, denominados vasos linfáticos, por lo que es transportada la linfa que pasa a través de los órganos linfáticos conocidos como ganglios.

El sistema linfático es un sistema paralelo al sanguíneo que se encarga de recoger los desechos producidos en los tejidos, filtrarlos y devolverlos a la sangre, al sistema venoso. Los ganglios linfáticos son los encargados de la limpieza de la linfa y de la maduración de células tan importantes como los linfocitos.

Para el futuro profesional de la estética es importante el conocimiento de la localización del torrente linfático para llevar a cabo su trabajo con la mayor eficacia posible.

El drenaje linfático manual es un tipo de masaje que facilita la circulación de la linfa al actuar directamente sobre los vasos sanguíneos.

Las disfunciones en el retorno del flujo de la linfa y las acumulaciones de esta formando edemas, representan afecciones relacionadas a este sistema y a la estética.

Aparato Locomotor

El aparato locomotor se divide en dos sistemas distintos, el sistema óseo y el sistema muscular, relacionados entre sí. La función del aparato locomotor es la de dotar al individuo de los movimientos neccsarios para que puede vivir, permitiendo que se relacione con su entorno y pueda cubrir sus necesidades fisiológicas. A su vez, también es el encargado de mantener la estructura fundamental del organismo, así como de proteger algunos órganos vitales.

Este aparato esta formado por los huesos, los músculos, las articulaciones y los nervios, y pueden sufrir trastornos que repercutirán sobre el aparato locomotor produciéndole alteraciones y patologías que en ocasiones pueden ser tratadas por medio de tratamientos estéticos. Por eso, el tener un buen conocimiento de este aparato permitirá saber cuáles son los procesos estéticos que pueden llevarse a cabo.

EL SISTEMA ÓSEO. También conocido como esqueleto, está formado por más de doscientos huesos articulados entre sí. Tiene como función principal el ser un armazón interno del cuerpo humano además de proporcionarle sustentación.

Los huesos son las estructuras que constituyen el sistema óseo. Las funciones desempeñadas por los huesos son las siguientes:

• Sirven de soporte para la inserción de los músculos.

• Forman el armazón que sostiene y protege los órganos.

• Constituyen una de las principales reservas de calcio del organismo, regulando el metabolismo de éste por medio de un continuo intercambio con la sangre.

Las articulaciones son estructuras que unen los huesos para así permitir el movimiento y soportar el peso del cuerpo mientras éste se lleva a cabo. Además éstas tienen una capsula fibrosa dura que a su vez se encuentra cubierta por un líquido sinovial que tiene la función de lubricante. Existen tres tipos de articulaciones en función de su grado de movilidad: inmóviles o sinartrosis, semimóviles o anfiartrosis y móviles o diartrosis.

EL SISTEMA MUSCULAR. Este sistema supone un 30% del peso corporal y está formado por los músculos, que tienen la función de convertir las señales nerviosas u hormonales en un movimiento mecánico.

El número de músculos que podemos encontrar en el organismo es de aproximadamente de unos 600, con diferentes formas y tamaños y clasificándose según la función que desempeñen. Un buen conocimiento de este sistema permitirá aplicar, con excelentes resultados como masajes, drenaje linfático o las corrientes excitomotrices para mejora la circulación y de la sensación de cansancio o dolor muscular. Aunque existe algunas contraindicaciones a estos tratamientos en casos de lesiones específicas.

El funcionamiento de los músculos se parece mucho al de un motor ya que consume combustible en forma de células trifosfato de adenosina ATP y produce efectos mecánicos como la contracción muscular.

Los tipos de tejido muscular se pueden clasificar por la función que realizan, así tenemos los siguientes grupos.
• Músculos esqueléticos: Son los más importantes ya que suponen un 40% de la masa corporal, y se llaman así porque los músculos se insertan en el esqueleto. También se le conoce como músculo estriado, debido a su estructura con estrías transversales o voluntario porque su contracción es voluntaria y

está controlada por el sistema nervioso central en muchos casos.

• Músculos lisos: Su contracción es involuntaria, es decir que son inervados por el sistema nervioso autónomo. Tienen células alargadas, no forman un tejido homogéneo, sino que se asocian a otros tejidos dando lugar a otros órganos.

• Músculo cardíaco: Existen otros grupos que no tienen tanto interés en el campo de la estética, como e músculo cardiaco, que corresponde a una especialización del tejido muscular responsable del movimiento de los latidos del corazón desde el estado embrionario hasta le muerte del individuo. A continuación las gráficas de los principales músculos del rostro y cuerpo.

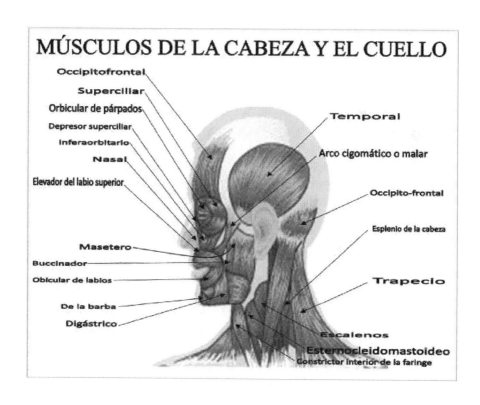

MÚSCULOS DEL CUERPO

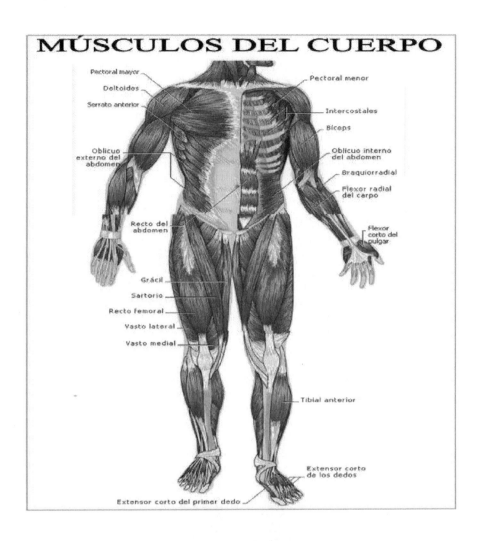

- Pectoral mayor
- Deltoides
- Serrato anterior
- Pectoral menor
- Intercostales
- Bíceps
- Oblicuo externo del abdomen
- Oblicuo interno del abdomen
- Braquiorradial
- Flexor radial del carpo
- Recto del abdomen
- Flexor corto del pulgar
- Grácil
- Sartorio
- Recto femoral
- Vasto lateral
- Vasto medial
- Tibial anterior
- Extensor corto de los dedos
- Extensor corto del primer dedo

⟶ Ideas claves y actividades del Capítulo

IDEAS CLAVES DEL CAPÍTULO

▶ Las tres capas de la piel son la epidermis, la dermis y la capa subcutánea o hipodermis. Cada una cumple con una etapa en el catabolismo de las células y son un órgano que debemos cuidar de los radicales libres, el envejecimiento y los rayos solares.

▶ En relación al sistema circulatorio observamos 10 de los padecimientos de las arterias, de las terminales de las ramificaciones del sistema linfático que son parte del proceso de limpieza natural del cuerpo a través de la linfa.

ACTIVIDADES SUGERIDAS

Divida el grupo de estudiantes de esteticistas en cinco grupos.

• Asigne a cada grupo o estudiante de una zona de la anatomía corporal para que identifiquen los músculos, ganglios linfáticos y enfermedades circulatorias mencionadas en este capítulo. Luego repase las locaciones con el uso de gráficas.

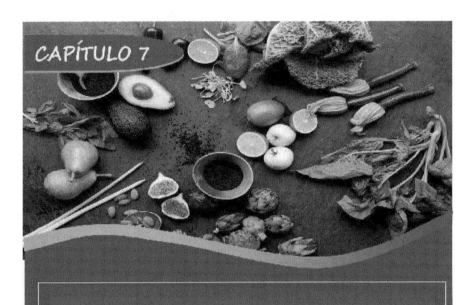

CAPÍTULO 7

NUTRICIÓN

Nutrición

La pirámide de la nutrición siempre queda a un lado ante la tentación de opciones agradables al paladar. Pero una nutrición llena de nutrientes buenos con exceso de las sustancias malas, como ocurre con la comida chatarra; no es exactamente la versión correcta de una vida saludable. Así a lo largo de los últimos años hemos visto desfilar desde el naturismo, hasta la dieta mediterránea, la dieta de la zona, la dieta paleo y una lista extensa de opciones para todos los gustos, que nos prometen una longevidad y salud estable ante las constantes amenazas del entorno.

A la nutrición se le considera tener un efecto directo sobre el envejecimiento celular a través de los radicales libres y antioxidantes. El metabolismo se puede resumir como el proceso en el que el organismo trabaja para convertir una célula en una molécula de energía o ATP que trabaja todo el tiempo. El nivel intracelular corresponde al núcleo y el extracelular a los componentes de la membrana. Los factores extrínsecos son la propia vida y los alimentos.

Dos tipos de funciones que cumplen las células en el organismo son el anabolismo, que se refiere a la acumulación y reserva de nutrientes en el hígado y otros órganos. Seguidamente van de la mano al catabolismo que se encarga de la oxidación celular luego de ser utilizadas y reducidas todas las sustancias.

Depende de varios factores intrínsecos que no se pueden controlar, mientras que los extrínsecos sí se pueden controlar. Se pueden vigilar con un nutricionista, esteticistas, y endocrinólogos.

Las glándulas endocrinas son órganos específicos ubicados a lo largo del organismo que van liberando sustancias llamadas hormonas. Por ejemplo las tiroides liberan tiroxina, mientras que la médula ósea absorbe el calcio y libera calcitonina.

Los nutrientes se clasifican según su cantidad requerida y se dividen en macronutrientes, que son los que en mayor cantidad requiere el cuerpo para funcionar y son los carbohidratos, las proteínas o aminoácidos y los glúcidos o lipograsas. Y también encontramos a los micronutrientes que son los que en menor cantidad se requieren y son las vitaminas y los minerales.

Los nutrientes se clasifican según su función en energéticos como los lípidos y azúcares utilizados como combustible del cuerpo, la función plástica de transformar las proteínas, y la función reguladora que se encarga de regenerar el metabolismo a través de las vitaminas y minerales.

Entre los tipos de nutrientes encontramos a los carbohidratos o glúcidos, también conocidos azúcares, se dividen en:

- Simples – glucosa, galactosa (leche), fructosa (fruta)
- Doble – maltosa (cereales), zacarosa (caña), lactosa (leche)
- Complejo – almidones (almidones y harinas), pectina (cáscara de algunas frutas), celulosa (planta más común stevia)

3 Prácticas alimentarias

Veganismo, dieta Paleo y dieta ketogénica son las tres prácticas alimentarias más destacadas de los años más recientes, y que se siguen extiendo entre los fanáticos de la alimentación saludable. Desde las redes sociales, blogs, librerías y demás canales de promoción ideológica lo percibimos con insistente circunspección. Consideramos que sus planteamientos no son absurdos, sino que se basan en estudios y en la experiencia de muchas personas diferentes, quienes no solo aprenden a evitar el exceso de algunos alimentos en específico por razones de escasez climática local, enfermedades inmunológicas u otras como el cáncer de colon, sino que también aprenden a reemplazar el posible efecto de carencia de nutrientes con otras alternativas de menús para preparar durante todo el día que nos prometen mantener una salud más estable.

Por ejemplo, el veganismo llegó para quedarse, ya que ha diferencia del vegetarianismo que sí se permite incluir huevos y leche, el vegano los reemplaza por leche y helados a base de soya; y tampoco se permiten la mantequilla, la gelatina ni la miel de abejas. El vegano va un poco más allá de sus hábitos alimenticios y además de evitar las carnes de res, aves y pescados, tampoco apoya el uso de prendas de vestir como lana o cuero. Fue en el año 1944 cuando la Vegan Society nació en Gran Bretaña creada por Donald Watson en Leicester, Inglaterra con elementos distintivos de su nivel o estatus. Se conoce que el primer vegetariano conocido fue el filósofo Pitágoras. Algunos famosos que han sido reconocidos públicamente por sus hábitos veganos son el cantante de la banda Beatles Paul McCartney, Carlos Santana, Ellen DeGeneres, Pink, la actriz Natalie Portman. Las tiendas de productos asiáticos proveen varios de estos productos, y como otros planes dietéticos de siempre se mantienen con porciones aumentadas de toda clase de cereales y frutas naturales. Las personas veganas podrían llegar a tener serias deficiencias del aminoácido triptófano y vitamina B12 si no incluyen fresas y sésamo o ajonjolí.

Contrario a lo anterior, la dieta paleolítica o mejor conocida por su diminutivo como "paleo" manifiesta con osadía que los alimentos más adecuados para el ser humano son los que estaban disponibles en la era del hombre de las cavernas, estos alimentos son las carnes, verdura, las frutas y el pescado. La ideo un gastroenterólogo llamado Walter Voegtlin en 1975. Prefieren las frutas verdes en lugar de maduras, ya que desarrollan menor cantidad de fructosa. La carne de todo tipo comestible debe ser de un animal sano que haya sido sacrificado sin enfermedad, dejan los vegetales a segundo plano pero incluyen ensaladas que solo se aderezan con aceite de oliva y frutos secos. Curiosamente eliminan los postres azucarados y los cereales considerando su proteína de baja densidad para el hombre. Por esto se cree que los paleofilos podrían encontrarse con problemas con los triglicéridos o grasa perjudicial en la sangre, problemas con la gripe por bajos carbohidratos, al perder peso de esta forma se presenta hipotioroidismo, cetosis, problemas renales y mareos. El crossfit es una terapia que también se asocia a este régimen alimenticio.

Por último nos encontramos con la dieta keto, cuyo nombre viene del proceso metabólico conocido como cetosis. La cetosis es una mayor proporción de cuerpos cetónicos en el cuerpo, debido al ayuno involuntario o dejar pasar los horarios específicos para cada comida como sucede con el desayuno. La acetona es un cuerpo cetónico, que se produce en el metabolismo oxidativo, y que está presente en la orina normal del ser humano en cantidades muy pequeñas. Un plato de sardinas o filete de atun, o bacalao sofrito en aceite de coco u oliva con pocas verduras, cereales y mucha ensalada de aguacate es la consigna del menú.

Se inspiró en una clara teoría científica. Existen diversas situaciones en las que la acetona aparece en cantidades mayores en la orina, como ocurre en el embarazo, en situaciones de ayuno, en la cetoacidosis alcohólica y en la cetoacidosis diabética, por indicar las más frecuentes. Todas estas situaciones tienen en común una acumulación anormal de cetonas en el organismo, a consecuencia de la insuficiencia o de la inadecuada utilización de los hidratos de carbono. En vez de éstos, se comienzan a utilizar como fuente metabólica los ácidos grasos, cuyos productos finales, las cetonas, se van acumulando y, en consecuencia, su presencia se va haciendo patente en la orina. Son muchos los famosos en Estados Unidos que se han unido a este movimiento de alimentación saludable. Esta dieta llegó para dejar atrás todos los mitos y detracciones de otros planes dietéticos como las de Dukan y Atkins.

Las verduras

Es dentro de éste grupo que se encuentran las verduras. No sólo son aquellas de tubérculos, sino que también las hay de otras características. El cuerpo humano está formado por cuatro elementos químicos que son el oxígeno (65%), el nitrógeno (3%), el hidrógeno (10%) y carbono (18%). Además de otros minerales como el calcio, el azufre, el potasio y el fósforo de los cuales, según experimentos realizados con ratas de laboratorio cuando se les eliminó de la dieta se presentaron serias deficiencias en el funcionamiento de algunos órganos.

Seguramente que habrá escuchado alguna vez del repollo, la zanahoria, el ajo y muchos más. Pues estos también son verduras y debemos reconocer que no son sólo parte de la dieta de personas vegetarianas. Sin duda, la considerable cantidad de algunos de las principales vitaminas, minerales, azúcares, fibras dietéticas y grasas que estos contienen son razones suficientes para incluirlas en nuestro plato desde cualquier desayuno o almuerzo en que tengamos la imperiosa necesidad de ingerir algún alimento que nos deje la sensación de llenura.

Incluso se sabe que la cantidad de calorías que tienen, respecto a la de las proteínas de las carnes, son más bajas; característica ideal en el caso de las personas que evitan el sobrepeso.

¿Cuáles son las ventajas de incluirlas en nuestra dieta?

Entre estos hidratos de carbono, también llamados carbohidratos, se encuentran una gran variedad de opciones desde sus hojas comestibles, tallos, bulbos y raíces.

Primeramente están las verduras de hoja verde que tienen vitaminas como la E, que se considera que ayuda al sistema sanguíneo, muscular, así como sexual y la cual esta en los aceites vegetales, además de la vitamina K que tiene una relación importante con la coagulación de la sangre. De las vitaminas del complejo B, en cantidad comparable a la de los granos, cereales y leguminosas; las hojas verdes tienen vitamina B5 y B6, que ayudan en el metabolismo de hidratos de carbono, grasas y proteínas. Así también tiene vitamina C y ácido fólico y minerales como el antiácido magnesio y el hierro que influyen en la cantidad de glóbulos rojos y enfermedades como la anemia. Las más importantes son la lechuga, la cual se come sin condimento para mejorar la digestión y la irrigación de la bilis. El repollo, es otra verdura de hoja con muchas propiedades inmunológicas al contener nitrógeno, así también la espinaca y el berro o Acelga contienen vitamina A.

En otro grupo están las verduras de tallo. El más conocido es el apio el cual es una verdura de tallo blando cuyas hojas tiernas también son comestibles. Se le atribuyen propiedades naturales para expulsar los gases digestivos, evacuar la orina con regularidad y la de mejorar enfermedades hepáticas como la ictericia y la mejor de todas, su contenido de fósforo ayuda al cerebro en mantener la concentración. Otras verduras de tallo también son la cebollina y el perejil.

Seguidamente están las de raíz que van desde la zanahoria, el nabo, el rábano, remolacha, la mandioca y el camote; entre los más conocidos. Contienen vitaminas como la A, que en la zanahoria es un excelente nutriente para mejorar y mantener una buena vista, controla la diarrea y revitaliza el organismo en general. El nabo y el rábano tienen propiedades favorables para el funcionamiento del hígado y los riñones. A la remolacha dulce se le atribuyen propiedades calóricas, es decir que dan energía por su contenido en proteínas, con vitaminas A y B5, B6, Biotina; las cuales deben estar en el contenido diario de nuestra dieta, y fibra.

Por otro lado están los tubérculos como la papa y la batata cuyo valor nutritivo se encuentra principalmente en la cáscara por lo que puede pelarse y conservarse en agua para usar como condimento junto a los guisos. Además los más conocidos por su economía son la yuca, el ñame, el otoe y la cepa los cuales no tienen un alto contenido vitamínico, en comparación a las especies de papa mejoradas que se comercializan, pero tienen un contenido de almidón y proteínas, los cuales intervienen en la síntesis de cadenas de enzimas en el metabolismo. Otro tubérculo un poco menos utilizado pero bastante necesario para el organismo es el Jengibre, el cual es una raíz pequeña y carnosa con un ligero sabor picante que se utiliza en algunas recetas asiáticas siendo un ingrediente peculiar en las recetas. Sirve como té caliente para la tos y la tuberculosis, así como ayuda a evitar mareos, y en el sistema reproductor femenino alivia las molestias menstruales.

Un producto de la naturaleza que también debe ser incluido entre los bulbos o raíces son los hongos, que en sus diversas especies comestibles y no venenosas, están las setas y los champiñones. Estos cuentan con vitamina D y proteínas útiles en el funcionamiento del organismo por su sabor ácido y extra carnoso.

Los bulbos, son otras verduras como la cebolla que es la más depurativa de las verduras por sus propiedades rubefacientes así como evita enfermedades del sistema nervioso, urinario, óseo y de la piel. Así como elimina los parásitos de los intestinos y tonifica el cerebro. Tiene vitaminas A y B. Su verdura aparentada es el ajo, que es un excelente regulador muscular y nervioso, por lo que se usa mucho en la cocina para evitar enfermedades del corazón. Además de poseer una ligera capacidad anti infecciosa como las de los oídos.

Por último se encuentran las verduras de flor. El Brócoli, el Colirábano, la Col, y el Coliflor son las que se clasifican así. Estas dos últimas tienen la posibilidad de irritar el sistema digestivo en personas de débil nutrición por lo que deben ser preferiblemente acompañadas con otras verduras de alto contenido de fibra como la zanahoria y la remolacha, y de minerales como el ajo, siempre. Tienen vitamina B6, Biotina las cuales son importantes en el metabolismo diario de los aminoácidos, además de minerales como calcio, cloro que ayudan en el mantenimiento de los huesos, coagulación sanguínea y la transmisión nerviosa, y del yodo que mejoran el funcionamiento de las glándulas tiroides que controlan el metabolismo y el crecimiento.

Las frutas

Son los órganos femeninos evolucionados en un conjunto carnoso desde los tallos de arbustos leñosos, matas y plantas leñosas. Al madurar la mayoría de los frutos cambian su color verde a tonos más amarillos y rojizos, obteniendo gran suavidad y dulzor.

Las familias botánicas de las plantas del reino vegetal que producen frutos comestibles son variadas, pudiendo así encontrar en una familia una planta que tiene fruto y otra de su misma familia que sólo florezca. Es así que a través de la polinización de las flores se siguen mejorando a través del campo de la ciencia aplicados en granjas agrícolas de todo el mundo para su exportación.

¿Cuántas clases de frutas hay?

Todos hemos sentido alguna vez afinidad por alguna fruta en particular, inclusive cuando son mezclados dentro de la gran variedad de productos derivados de azúcares y postres.

La clasificación de los frutos en sí, aun no aparece especificada dentro del conjunto de obras investigadas, pero para su comprensión, en esta obra se han organizado los cincuenta más conocidos según su relación botánica, consistencia y sabor al paladar.

FRUTOS ÁCIDOS: Piñas, Maracuyás, Limones, Naranjas, Toronjas, Mandarinas, Manzanas verdes. El ácido ascórbico o vitamina C es un nutriente que está presente en mayores cantidades en los frutos cítricos que en otras plantas vegetales. El organismo no puede almacenar esta vitamina, como ocurre con las proteínas y la vitamina A, por lo que deben ser consumidas a diario para una buena salud. Esta actúa dentro del organismo junto a la proteína del colágeno que se encarga de sostener estructuras corporales como huesos y dientes. Su carencia se asocia a enfermedades como el escorbuto y hemorragias.

FRUTOS LECHOSOS: Papayas, Mamones, Guineos o Bananas, Plátanos, Mangos, Maméis, Cacaos (Chocolate), Guayabas, Guanábanas, Frutas de Pan, Nonis. Son frutos ricos en antiácidos que se producen en zonas tropicales de las que además se extrae su látex al que se les da diversos usos industriales. Contiene papaína, una enzima que dirige las proteínas en el metabolismo. Otro de los frutos de árbol lechoso son los plátanos que cuentan con un contenido alto de agua, regular de hidratos de carbono y apenas un porcentaje de grasas, proteínas y fibra. El Guineo o banana es una fruta que también es rica en potasio el cual sirve para mantener el equilibrio ácido base y de fluidos así como la transmisión nerviosa en que interviene la presión arterial. El mango es una fruta que en su estado verde es rica en azúcares de ácido láctico ideal en personas con problemas de fermentación digestiva e intestinal. Maduro es una sabrosa fruta rica en azúcares y fibra. El mamey y el cacao son alimentos con pulpa rica en ácidos nitrosos que están compuestos de trióxidos de nitrógeno el cual mezclado con sales minerales estabilizan el nivel de glóbulos blancos en la sangre del sistema inmunológico, del cual se aborda más adelante.

FRUTOS DE TREPADORAS: Sandías, Melones, Pepinos y pepinillos. Pertenecen a la misma familia de enredaderas cuyos frutos son de cáscara dura y carnosa. Son pobres en nutrientes pero aportan azúcares, minerales y fibra además de sus propiedades depurativas de los niveles de esteroles perjudiciales como el colesterol y astringentes que se distingue por su ocasional sabor amargo con relación al sistema del gusto y la lengua.

FRUTOS DULCES SEMI-ÁCIDOS: Manzanas rojas, Uvas, Tomates, Ciruelas, Mamones Chinos, Melocotones, Albaricoques, Duraznos, Cerezas, Peras, Kiwis o Bayas, Arándanos, Fresas, Frambuesas, Moras. Son muchas las cualidades de este grupo de frutas. Las manzanas por su nivel medio de acidez, beneficia el organismo con su capacidad para neutralizar el nivel de colesterol y tienen vitamina C, así como cloro y potasio que equilibran el fluido celular. Las uvas tienen una intensa capacidad depurativa desde el estomago hasta el hígado y los intestinos tonificando el núcleo cardiaco por su nivel de acidez moderado. Este fruto añejo se convierte en pasas que mantienen intacto su contenido nutritivo en azúcares, fibra y calorías que la hacen ideal para merendar entre comidas. Similar a ésta es el tomate el cual es una fuente de minerales como cloro y potasio y vitaminas A y C que ayudan a depurar el cuerpo de sustancias purulentas en la vesícula. Los ciruelos, mamones, melocotones, albaricoques, duraznos y cerezas son un grupo de la misma familia de plantas y se distinguen por su contenido en vitamina C. La pera además de vitamina C, tiene algunas del complejo B así también cantidades pequeñas de fósforo y yodo que influyen en el equilibrio ácido base y de la tiroides, por lo que se le atribuye su capacidad de regular la presión arterial. Finalmente las bayas o kiwis tienen también azúcares, vitamina C y niveles de ácido fólico que mejoran el metabolismo de los ácidos nucleidos.

FRUTOS SECOS Y GRASOS: Aguacates, Nueces, Almendras, Avellanas, Castañas, Cafés, Cocos de Palma, Nances, Nísperos, Aceitunas, Olivos, Girasoles. Es este un grupo de frutos muy ricos en proteínas y grasas. Comenzando con el aguacate que es un fruto rico en grasas saludables, no saturadas que no suben el colesterol del cuerpo si se consumen con moderación. Se le atribuyen cualidades regenerativas del sistema respiratorio, óseas y de regulación hemorrágica en la mujer. Así como para el cuero cabelludo y calvicie.

La nuez, la almendra, la avellana y las castañas son frutos secos de gran valor nutritivo al proveer al cuerpo de proteínas o calorías suficientes en comparación a otras frutas, así como fibra dietética.

El café es un fruto de cuya bebida se extrae compuestos minerales y un alcaloide suavemente estimulante, la cafeína, aunque produce reacciones fisiológicas tóxicas. Los cocos de palma son nueces que crecen reteniendo un líquido lechoso dulce rico en proteínas como su pulpa blanca que tiene un alto contenido del que se extrae aceite. Los nances, los nísperos y las aceitunas son pequeños frutos dulces amarillos que se recolectan y se comen con un alto grado ácidos grasos.

Por último se presentan los frutos aceitosos como los olivos y los girasoles de los cuales se extraen aceites naturales de calidad poliinsaturada y monosaturada los cuales son muy recomendados para pacientes en dieta baja en grasas trans y saturadas dañinas, en lugar de los aceites de palma, esto es en personas con problemas cardiacos y obesidad.

Los granos

Son pequeños y de sencilla preparación. Los hay en una gran variedad en todas partes del mundo. En el medio vegetal su valor nutricional es sólo comparable al de las carnes y representan la mayor fuente alimenticia de toda la humanidad a través de la historia.

Están también incluidos entre los hidratos de carbono, y en la familia de las gramíneas, así los granos más consumidos en su orden de importancia son el arroz, el maíz y el trigo.

El grano del arroz es el más popular dentro de la dieta de casi la mitad de los habitantes del planeta. Estudios realizados en la última década demuestran que la mayor concentración nutricional del arroz se encuentra en su cascarilla, que posee proteínas, vitaminas del complejo B, E y K. Por otro lado, el grano blanco contiene 25% de hidratos de carbono, y cantidades mínimas de minerales como hierro y yodo, y de proteínas. Sin embargo, se come cocido y blanco como alimento regular. Estimar el valor del salvado de arroz como de otros cereales es muy saludable.

El maíz es originario de América. Las culturas indígenas ya lo consumían desde siglos antes que llegaran los conquistadores españoles y éste era la base de su alimentación. Fue a partir del siglo XVII que se comenzó a cultivar en el norte de España y luego se extendió por toda Europa. Su parte comestible es la mazorca, que es la flor femenina en su base y masculina en la punta. Crece en medio de fibras sedosas como cabello o estigmas, y hojas verdes, con un número variable de semillas con forma de diente. Su valor nutritivo se basa en su 13% de proteínas y 7% de grasas, además del almidón con pocos azúcares. Se cultiva para la alimentación de ganado porcino, pero también es utilizado de diversas formas para el consumo humano.

En Norteamérica es ya conocida la costumbre de comerlo tostado en hojuelas y, en Centroamérica se acostumbra a triturarlo seco para cocinarlo para la preparación de tortillas, así como natas con leche, o molido ya precocido para preparar tamales, que son hechos de su masa rellenándole de carne y especias sazonadas que son enrolladas en hojas vegetales de plátano.

El más antiguo de ellos es el trigo, cuyo uso se remonta a la misma prehistoria en Oriente próximo. Sus usos en la gastronomía son variados. Van desde harinas para hacer toda clase de reposterías, y hasta pastas. También se hacen los cereales de este grano, integrales con un alto nivel de fibra dietética que mejora el funcionamiento del intestino grueso y mantiene la piel esbelta y firme. Así también el trigo tiene un alto contenido de vitaminas del complejo B, C, y minerales como hierro y cinc que son parte obligada de una dieta diaria y balanceada.

Otros cereales menos populares pero de igual valor vitamínico son la cebada, la avena y el centeno. La semilla de la avena es rica en hidratos de carbono (64%), fibra (12%), proteínas (12%) y grasas (5%). Se le atribuye la propiedad de ayudar a nivelar los niveles de grasa en el cuerpo así mismo como es añadida en productos industriales como el helados, chocolates y mantequillas de maní.

La cebada se consume en algunos países como alimento pero en general es comercializada como bebida de malta y fermentada para cerveza. Tiene un contenido de 67% de hidratos de carbono y 12% de proteínas. Y el centeno que un cereal que aun se utiliza en zonas templadas del norte de Europa para hacer pan y elaborar maltas utilizadas para elaborar whisky.

El maní, la soja y los guisantes: Leguminosas que hacen lo que los otros no pueden.

Estas tres semillas son el ejemplo más claro de leguminosas las cuales son caracterizadas por su fruto que se llama legumbre que es una vaina que envuelve las semillas.

Se distinguen por ser muy ricas en vitaminas y proteínas, cualidad que muchas veces es visible por sus costos, más en comparación a otras semillas. El maní es un fruto seco que se usa en confitería combinado con pasas. Es muy energético y nutritivo ya que tiene 20 y 30% de proteínas y un 40 y 50% de grasas y es una fuente de vitaminas B, que lo convierten en un alimento ideal para complementar la dieta diaria. También llamado cacahuate es originario de Sudamérica.

El uso de la soja, que se cree que es originaria de sureste asiático, se ha extendido por su contenido en proteínas y aceites. Porotos, frijoles y Garbanzos son otras leguminosas ricas proteínas que complementan la demanda diaria de vitaminas del complejo B que tanto influye en el metabolismo y funcionamiento celular del cuerpo. Una pulpa ácida y algo dulce que también se clasifica entre estas son los tamarindos que disueltas en bebida ayuda a regular el intestino.

Las carnes

Si observamos la tabla de nutrición, de inmediato podemos percatarnos que las carnes son el más completo alimento provisto con los siete nutrientes vitamínicos del complejo B y que cuentan con otros siete de los minerales necesarios en el caso de la carne de res y aminoácidos. Para nuestra subsistencia esta ventaja queda en duda al abordar algunos aspectos negativos de seguir una dieta alta en proteínas de la carne de baja calidad o bajo precio.

La principal falla es que el alto consumo de carnes tiende a subir el nivel de colesterol en el cuerpo, el cual es una grasa animal o alcohol esteroide que influye en el funcionamiento cardiovascular en personas menores de 50 años. Si bien el colesterol es segregado por las glándulas sebáceas del cuero cabelludo y la piel, en personas mayores a esta edad con problemas de obesidad, hipertensión, diabetes y tabaquismo; se suman estas enfermedades como factores de riesgo para un evento cardiovascular y de sufrir arteriosclerosis.

En un orden de mayor valor nutritivo podemos clasificar las carnes en cuatro tipos.

Primeramente estarían las de carne roja, que son las de res o vacuno, ricas en vitaminas B y minerales, seguida de las carnes blancas, que son las aves, como pollos, huevos y pavos con un poco menos de vitaminas del complejo B, vitamina D y minerales como el hierro, fósforo y azufre que interfieren en la formación de hemoglobina, huesos y funcionamiento hepático. Los huevos de aves, que son los más consumidos en las dietas de muchas personas alrededor del mundo, son ricos en tres de los veinte aminoácidos derivados para la biosíntesis de las proteínas. La lisina que participa en un 7% en la composición de las proteínas, la metionina que participa en 1,7% de la composición junto a conjunto funcional del mineral de azufre y de el triptófano que interviene en la formación de la amida de la vitamina B3, conocida como nicotinamida que funciona como controlador de las reacciones de oxidación reducción. En ésta respiración celular intervienen el hierro; contenido en las verduras de hoja verde, cereales, carnes de res y de aves, con el cobre contenido en el agua.

Luego estarían los mariscos, pescado, pulpo, ostras y atunes enlatados que además de las que tienen las carnes aves y huevos, contienen minerales esenciales como el fósforo, azufre, flúor, yodo, selenio y cinc.

Por último esta la carne de cerdo que sólo provee al organismo de vitamina B1 y de aceites y grasas saturadas que proveen al menos de energía. Lo cual supone su bajo costo en comparación a otras carnes y la necesidad de acompañarles siempre con suficientes granos, semillas o leguminosas. Otra fuente de proteínas son los derivados lácteos que se extraen de las glándulas mamarias de vacas y de otros animales como la cabra en menor frecuencia. La leche es un alimento líquido rico en vitaminas A y D que están directamente relacionadas a la sensibilidad de la luz solar, tanto en la retina del ojo como la piel. Es la vitamina D la que tiene relación con la formación de los huesos y el mantenimiento de las articulaciones.

Entre los minerales que también posee están el calcio que interviene en la contracción muscular, la transmisión de los impulsos nerviosos y la coagulación de la sangre, otros son fósforo, cloro, sodio, potasio y azufre. Este líquido blanco es pasteurizado o calentado para destruir bacterias que podrían contener perjudicando la salud de quien la consume y pulverizada a presión, se obtiene la reducción de sus glóbulos de grasa, que es la homogenización. En la infancia es muy importante tanto para las madres lactantes como para sus bebés, así como para los niños en su etapa de crecimiento.

Se sabe que en la etapa adulta, el hígado se encarga de almacenar los excesos de estás vitaminas para liberarlas luego cuando sea necesario, por lo que no es tan importante consumirlas a diario como los frutos con vitaminas C, y de semillas y carnes del complejo B.

Los azúcares y grasas de la leche hacen posible que en sus diversas etapas y formas de fermentación pueda ser procesada en otros productos que mantienen todavía su contenido nutricional.

Separando la leche entera de la mitad de sus grasas mediante una centrifugadora, se obtiene la leche semidescremada. De los glóbulos de grasa de la nata de la leche que es homogenizada se hace la mantequilla. A la leche entera o semidescremada que se le agrega dos bacterias para fermentarla, resulta el yogurt que es una crema que se come natural, utilizada como aderezo dietético o combinado con sabores artificiales. La acidificación de la leche a través de la adición de la enzima renina, que separa la cuajada del suero, se obtiene el sólido de requesón o queso. En el mercado existen gran cantidad de quesos.

Está el queso crema, recomendado en caso de dietas ya que tiene la mitad de las calorías de la mantequilla. Están los quesos blancos, blancos prensados o semiblandos, los duros y los aromatizados. Los más recomendables son los semiblandos o prensados ya que los duros tienen mayor contenido de grasas por lo que no es recomendable para personas con problemas cardiacos. Los helados son otros productos hechos con derivados lácteos, pero con un porcentaje de 70% de grasas lácteas, que son mezcladas con azúcar y leche, batiéndose en recipientes metálicos sumergidos en hielo y sal que producen su homogenización. Cuentan con calcio y vitamina B2.

Las especias y condimentos

Las especias son aquellas sustancias vegetales aromáticas que sirven de condimento, mientras que los condimentos es todo aquello que sirve para sazonar la comida y darle sabor. Pero el deleite que le damos al sentido del paladar y el gusto puede llegar a vulnerar nuestro organismo.

Comencemos por los condimentos naturales. Aquellas verduras de hoja tierna o bulbos, raíces, semillas y hasta cítricos que de una manera no procesada artificialmente, nos pueden brindar al paladar el mismo o mejor sabor y sazón que algunos productos artificiales. Nos referimos al apio, el cual como mencionamos antes es un tallo asurcado, largo y jugoso que en gastronomía se usa como condimento; desde luego que lavado y picado es usado como verdura en ensaladas, o como acompañamiento de carnes y de guisos.

El ají o pimientos son otra verdura que se utiliza en la preparación de carnes, leguminosas y salsas. A los también llamados chiles o guindillas, se le puede comer verdes o amarillos los cuales tienen un sabor dulce, pero se debe usar con moderación ya que su ingesta irrita el tracto intestinal. El pimiento rojo es más picante y se usa para salsas picantes artificiales, y sus variedades jalapeñas, que también pueden ser irritantes para el intestino grueso de quienes llevan dietas especiales por enfermedades y tratamientos.

Uno de los más usados bulbos son la cebolla y el ajo. A la cebolla se le atribuyen propiedades estimulantes, rubefacientes y calmantes así como depurativas de la sangre, mejorando también el sistema respiratorio y renal. Al ajo se le conocen sus cualidades tónicas, antisépticas, antiasmáticas, antidiabéticas los hacen un buen condimento para las carnes y leguminosas. Cualidades estas que analizaremos mejor en el próximo capítulo del libro.

Algunas de las verduras de hoja verde que se incluyen aquí son el berro, espinaca, culantro, cebollina, perejil, laurel, orégano, albahaca, hierba buena. Muchas de estas tienen vitamina A, E, K y C. Mejoran la digestión de los alimentos y con minerales como el ácido fólico y hierro que regulan la formación de enzimas, proteínas y hemoglobina se hacen ideales para cocer con vegetales y pastas.

El tomate es un condimento favorito por muchas personas y niños. De este vegetal se preparan variedad de salsas, la mayoría artificial o con preservantes, que dan a muchos platos de verduras y carnes un exquisito sabor del que debemos saber mezclar con picadillos de cebolla o apio para amortizar el efecto corrosivo que sobre la flora intestinal pueden tener.

Importantes siempre han sido para sazonar la azúcar y la sal. Que se deben usar en mínimas cantidades sin exceder cucharadita, ya que por un lado tienden a alterar el funcionamiento hepático y por la otra al equilibrio ácido base del organismo afectando el sistema nervioso y arterial en estaciones calurosas. La melaza es otro resultado de los azúcares que se usa para endulzar en países centroamericanos.

Otros condimentos que se utilizan nada más que en recetas especiales, e igualmente deben ser consumidos moderadamente son el jengibre, que es una raíz aromatizante que puede ser hervida para té que beneficia la garganta y evita mareos y acompañada con guineos y leche es un excelente postre digestivo y para las mujeres un calmante. Las aceitunas son unos frutos aceitosos que conservados en agua son un aperitivo adicional para acompañar el arroz, ensaladas y hasta comerlas solas ya que tienen de un 40 a 60% de aceites no saturados, así también su aceite depurado que es un buen aderezo contra el colesterol. La principal de las especias oriunda de la India es la pimienta el cual es un alcaloide, que son compuestos orgánicos nitrogenados de reacción tóxica moderada. Su uso debe ser moderado y consumirse siempre acompañado de verduras de raíz o de hoja verde.

Semillas como el ajonjolí o sésamo, son unas semillas ricas en fibra dietética que mantiene la flora intestinal, evitando diarreas y flatulencias. Las semillas colorantes como el achiote son otro condimento que se utiliza para darle un color rojo y atractivo a los diferentes platos como carnes y arroces, se cultiva en regiones cálidas de América. Similar a éste, pero de un valor económico más apreciado es el azafrán. Es un colorante aromatizante que se extrae de los estigmas de la flor del azafrán que se cultiva en España y otras regiones.

Por último encontramos un cítrico, el limón. Su contenido en ácido ascórbico lo hace ideal para aderezar ensaladas y mariscos disminuyendo así la frecuencia del consumo de la mayonesa, que se hace de aceite y yema de huevo y por tanto poco saludable para el individuo adulto.

Las especies aromáticas son las partes duras como las semillas y cortezas de árboles y arbustos provenientes de Asia e Indonesia, que se usan para mejorar el paladar de bebidas calientes y postres ligeros. Algunas también se cultivan en Europa y el Mediterráneo. El anís, del que se conoce su especie de anís estrellado, es una semilla con propiedades carminativas, es decir que es un antiflatulento y estimulante. Su olor es muy agradable y cálido tanto para postres de nata y te. Un antiséptico y anestésico utilizado entre las especias es el clavo de olor el cual de Indonesia se extendió a regiones tropicales. Se usa como té y aromatizante.

De la corteza del árbol del canelo se cortan los gajos de canela, la cual también es molida para usarse como condimento de carnes y dulces de nata. Tiene propiedades estimulantes de las funciones digestivas y cardiacas así como antiespasmódicas. Una semilla aromática de muy agradable aroma utilizada como acompañante para te y postres es la nuez moscada que se vende seca.

La semilla de la planta del café se ha convertido en la bebida más popular de nuestros días. La razón más obvia es que contiene un 1,5% de cafeína, un alcaloide que estimula el sistema nervioso central, incrementa la actividad de los pulmones y el corazón y provoca la formación de orina. Así también potencialita el efecto de algunos analgésicos como la aspirina, pero puede irritar el intestino. Otra sustancia análoga a la cafeína en los te, es la teína, que representa una concentración de 2,5 a 4%.

Dentro de los postres o repostería, hay una gran variedad de aderezos dulces que se utilizan para mejorar el sabor de pasteles hechos de frutas y harina de trigo. La vainilla es una esencia líquida que se vende embotellada para agregarse a refrescos artificiales o naturales y pasteles. La leche condensada es un postre de leche preparado con azúcar que contiene proteína y calorías.

Un elixir natural de la salud y la belleza, y muy utilizado, es la miel de abeja extraída del polen de las flores que es ideal para endulzar. Tiene propiedades humectantes y un valor calórico en su glucosa y fructosa, que alcanza 3.307 calorías por kilogramo, lo cual la hace ideal para personas que sufren de fatiga y debilidad. Un ingrediente que es utilizado como condimento de bebidas lácteas y pasteles son las cremas de chocolate. Cuenta con hidratos de carbono, proteínas, grasas, vitaminas y minerales. Se mezcla muchas veces con leche, semillas de maní y frutos secos. El cacao del que se hace fue, como el maíz, un alimento utilizado por los indios aztecas antes de la colonización española. Fue llevado hasta otras partes de Europa casi un siglo después.

¿Cuál es el tipo de condimentos que pueden estar perjudicando nuestra salud y cuáles no?

Los aderezos salados y picantes de cocina son otro ingrediente de vital importancia en nuestra nutrición. Lejos de

146

parecer inofensivos, el consumo en exceso de muchos de ellos pueden minar el tracto gastrointestinal, según son mezclados deliberadamente en los diversas comidas que se comen a lo largo del día. Ello representa una prohibición permanente para personas que son sensibles a los alimentos, y aún más quienes padecen deficiencias hepáticas, renales e intestinales.

El vinagre, es hecho de la fermentación de alcohol con azúcar y una levadura. Su resultado es el ácido acético. También hay vinagres hechos de vinos, malta de cebada y del líquido de la manzana. Su uso es recomendado con moderación ya que el exceso de acidez en el cuerpo es contraproducente.

Otro de los condimentos irritantes del tracto gastrointestinal son las salsas picantes las cuales son hechas de pimientos rojos y semillas de pimienta negra o roja. Se tiene la costumbre de muchas veces exagerar el sabor picante de algunos platos por lo que se debe tratar de evitarlos en lo posible porque de no ser así, tarde o temprano aparecerán deficiencias del estómago, hígado, riñones o colon. Las salsas de condimentar no son tan nocivas como los picantes pero siempre junto a los condimentos en polvo de sabores procesados artificialmente, deben ser moderados en su uso para adobar carnes y arroces.

Las cremas de aderezar como la mayonesa, mostaza, la mantequilla y salsa de tomate se han convertido en los últimos años en los favoritos de la juventud. Es esencial que recordemos que su consumo descontrolado representa una amenaza para el mantenimiento de la tersura y suavidad de la piel facial. Las personas que tengan un cutis graso deben evitarlas en el caso de llegar a padecer de acnés descontrolados.

Las personas que llegan a sufrir problemas de irritación del colon deben saber que las harinas y azúcar refinados que se utilizan para hacer fina repostería y bocadillos gourmet, suelen ser nocivos cuando no se combinan con una dieta alta en fibra dietética de verduras y cereales.

Al final hallamos condimentos de hoja verde y de baya como la albahaca y la vainilla, ambas especies son de uso común por su calidad aromática para las carnes en el caso de la albahaca y la vainilla para los postres y pastelería. Esta propiedad antihumoral es beneficiosa para las personas que transpiran o sudan en exceso produciendo un olor semejante a la cebolla o al ajo por el consumo de vegetales, situación que puede ser mejorada con su uso como condimentos.

Las plantas medicinales

Los remedios curativos que usaron pueblos primitivos e indígenas alrededor de la historia desde los confines de la tierra, son usados aun hoy por la ciencia. Quienes han sabido conservar la magnífica tradición de la confianza en lo natural, de quienes lo testimonian con su salud y vitalidad. Hoy día los médicos llaman a estos elementos de las plantas como tocoferoles, y tienen diversos efectos asociados a sus propiedades sobre el cuerpo humano.

Las plantas, flores, tallos y raíces, aunque algunas de ellas no son muy comestibles o atractivas al paladar por su ligero sabor amargo o picor, contienen principios activos que siendo cuidados y recogidos con antelación, son capaces de curar enfermedades del ser humano y los animales. Y tienen la excelente ventaja de no producir los variados efectos secundarios irritantes del hígado como algunos medicamentos o fármacos que son prescritos en algunas enfermedades.

Así mismo los métodos que se siguen para aplicar los remedios que se usan en las diferentes enfermedades se les denomina de diversas formas como presentamos a continuación.

INFUSIÓN: calentar agua y añadir la parte de la planta necesaria en el primer hervor. Seguidamente se aparta del fuego, se tapa y se deja reposar unos minutos. La infusión una vez hecha no debe hervir. Se suele preparar con las partes jóvenes de la planta, como hojas, flores y hasta semillas.

DECOCCIÓN: proceso por el cual la planta se hierve en agua durante un periodo de tiempo determinado. Se usa este procedimiento con las partes más duras, como corteza, hojas coriáceas, raíces y tallos.

REDUCCIÓN: si la cocción se lleva a cabo durante más de 20 minutos, se produce la reducción. Se emplea para principios activos que resisten el calor y de los que se necesita, por su escasa proporción, una mayor concentración.

MACERACIÓN: consiste en dejar reposar las plantas en agua fría durante algunas horas. Sirve para extraer principios activos inestables frente al calor pero solubles en agua.

TINTURA O VINOS MEDICINALES: es la maceración hecha en alcohol y normalmente lleva una parte de la planta por cinco de alcohol. Se usa si los principios activos no se disuelven bien en agua o son de sabor desagradable, empleándose generalmente planta seca. Son muy conocidos los vinos de quina o el aguardiente de endrino (pacharán).

JARABES: son disoluciones de azúcar en agua a las que después se les añade la planta.

ZUMO: directamente se trituran las frutos frescos y jugosos de plantas y luego se cuela o tamiza el líquido para ser bebido.

ACEITES MEDICINALES: al igual que el alcohol, el aceite es otro de los disolventes más usados. De hecho hay ciertas plantas que transfieren mejor sus principios activos al aceite. Son los más utilizados para uso externo (friegas, masajes o untes).

CATAPLASMAS O COMPRESAS: se hacen hirviendo la planta o sometiéndola a la acción del agua. Las plantas hervidas se envuelven en paños delgados que se sitúan sobre la zona a tratar.

VAHOS: se preparan con hierbas aromáticas, las cuales se hierven en agua. El vapor que se desprende del recipiente una vez retirado éste del fuego, es el que debe ser inhalado. El que se hace para congestión nasal se coloca sobre una mesa y se sienta la persona enferma con la cabeza cubierta con una toalla a recibir el vapor. Otros vahos se hacen para las hemorroides y problemas intestinales y se hace arrojando el agua ya hervida, y tibia al inodoro, con las hierbas antiflatulentas y sentándose desnudo mientras se reciben los vapores medicinales. Son recomendables para personas que trabajan mucho tiempo sentados y no llevan una dieta alta en fibra dietética de los cereales.

¿Cuáles son las cualidades o propiedades en que se clasifican?

Las cualidades curativas, internas y externas, con que cuentan las plantas medicinales se clasifican con diversos sustantivos. Algunas de estas hierbas y alimentos aparecen con más de una propiedad medicinal. Son las que se listan a continuación.

AFRODISÍACO: Se dice de la sustancia o medicamento que tiene la propiedad de estimular el apetito sexual. Algunas de estas son el perejil, el jengibre y el cacao o chocolate.

ANESTÉSICAS: Se dice de las hierbas o frutos medicinales que causan privación general o parcial de la sensibilidad corporal y sueño. Son estas la manzanilla, la nuez moscada y el jazmín.

ANTIEMÉTICAS: Se dice de las plantas que sirven para evitar el vómito y nauseas. Estas son la Albahaca, Hinojo, Salvia y Menta.

ANTIESPASMÓDICAS: Se dice de las hierbas que curan o alivian los espasmos o contracciones involuntarias de los músculos y reflejos nerviosos. Estas son: Jazmín, Manzanilla, Menta y Calaguala. Y una especia, la canela.

ANTISÉPTICAS: Se dice de la hierba que evita los padecimientos infecciosos, destruyendo los microbios que causa y produciendo la cicatrización. Esas son: Zarzaparrilla, Berro, Caléndula, Llantén, Eneldo, Tomillo y Sábila.

ANTIHELMÍNTICAS: Se dice de la planta vermífuga que sirve para eliminar o expulsar los parásitos del interior del organismo. Estas son: Ruibarbo, Ipecacuana, Jengibre y Ajo.

ANTIFLATULENTAS: Son las hierbas carminativas que ayudan a la expulsión de gases. Esas son Orégano, Salvia, Boldo, Albahaca, Hinojo, Menta, Valeriana y Toronjil.

ANTIPIRÉTICAS: Son las hierbas febrífugas que bajan la fiebre. Son el Eucalipto y Sábila.

ANTIHIPERTENSIVAS: Son las plantas que tienen la propiedad de ayudar a controlar y regular la presión arterial de las personas hipertensas. Esas son la Manzanilla, Tilo y Sábila.

ANTIINFLAMATORIOS: Se dice de la planta que evita los trastornos de la circulación de la sangre, calor, enrojecimiento o dolor. Estas son la Sábila, el Berro y el Llantén.

ANTICOAGULANTE: Se dice de las plantas medicinales que ayudan a mejora la circulación sanguínea. Esta es la Ginkgo que no se debe tomarse en combinación con otras hierbas de medicina alternativa ni medicamentos sintéticos como los analgésicos para el dolor.

ANTIRREUMÁTICOS: Se dice de la planta que evita las inflamaciones dolorosas de las partes musculares y fibrosas del cuerpo. Estas son el Apio, Ruda y Zarzaparrilla.

ANTIBÍLICAS: Se dice de la planta que ayuda a evitar la cólera, la irritación y el enojo. Estos son el Ipecacuana, Ruibarbo, Limón, la Uva y el Boldo.

ANTIBIÓTICOS: Se dice de las hierbas y plantas capaces de detener el desarrollo de organismos patógenos. Esta es la Sábila.

ANTICANCERÍGENOS: Se dice de las plantas que ayudan a evitar la proliferación de células cancerosas en los órganos o la sangre. Estas son el limón, la sábila, la uña de gato y las verduras de hoja verde.

ANTIOXIDANTES: Se dice de las hierbas que mejoran el funcionamiento de la reacción oxidación-reducción de la respiración celular que origina la vitamina B3. Estas son la Noni y el Chocolate.

ANTIDIARREICOS: Se dice de las plantas que evitan las evacuaciones de vientre líquidas y frecuentes. Estas son la sal, Salvia y la Zanahoria.

ASTRINGENTES: Se dice de la planta que contrae los tejidos orgánicos. Son: Eucalipto, Laurel, Salvia, la Consuelda y el Arándano.

ANALGÉSICOS: Se dice de las plantas que calman algunos dolores del cuerpo. Estas son el Romero y la Sábila.

CALMANTES: Se dice de las plantas narcóticas que disminuyen o desaparecen un dolor u otro síntoma molesto. Estas son Valeriana, Clavo de olor y Tilo.

CARMINATIVAS: Se dice de las hiervas medicinales que favorecen la expulsión de los gases desarrollados en el tubo digestivo. Estas son el orégano y el ruibarbo.

DEPURATIVAS: Se dice del medicamento que purifica los humores y principalmente la sangre. Estas son el berro, cola de caballo, Uña de gato, Zarzaparrilla, Limón, Uvas.

DIGESTIVAS: Se dice de las plantas que ayudan a mejorar la digestión de los alimentos a través del estómago e intestinos. Son la Uva, el Cederrón, el Eneldo y la Salvia.

DIURÉTICAS: Son las plantas que tienen la propiedad de aumentar la secreción y excreción de orina. Estas son el Apio, Tanaceto, Tomillo, Cola de caballo, Hinojo, Uña de gato, Valeriana.

ESTROGÉNICAS: Son las plantas que ayudan a las mujeres a sobrellevar malestares relacionados a su ciclo menstrual. Son estas el Cohoch y la Salvia.

EXPECTORANTES: Se dice de la hierba que ayuda a arrancar y arrojar por la boca las flemas y secreciones que se depositan en la faringe, laringe, traquea y bronquios. Estos son el Hinojo, Llantén, Malva y Valeriana.

LAXANTES: Se dice de las plantas que ayudan a aflojar el vientre y ablandar la evacuación. Esta es la Sábila (consumida sola), aceite Ricino, el Ruibarbo.

RUBEFACIENTES: Se dice de la planta que sonroja el color de la piel y el cuero cabelludo, así como vigorizan la buena salud. Estas es la Cebolla.

SUDORÍFICAS: Se dice de la planta que hace sudar o evacuar agua a través de los poros de la piel. Son el Hinojo y Romero.

TÓNICAS: Se dice de las plantas que ayudan a dar energía, regular el ritmo cardiaco. Esta es el Mastranzo (Marrubio), Laurel o adelfa, La Ruda, la hierba de limón, la semilla de Betel, Nopal o chumbera, la Sábila (precisamente su sustancia isocitrato de calcio).

¿Por qué se aconseja el uso de plantas medicinales para tomar el té en lugar de los tradicionales cafés?

Como se mencionó en el capítulo anterior, la hoja natural del Té, regularmente té verde o japonés, de la que se hace la popular bebida caliente que se consume, se ha hallado que contiene de un 2,5 a 4% de teína; un calórico similar a la cafeína.

Aunque en 1657 ya en toda Europa se bebía café como bebida estimulante y tónica, la introducción del té desde Asia se dio en Inglaterra, con la luego consolidada tradición de reunirse a tomar el té a las cinco de la tarde y comer bocadillos que ha sido siempre la más popular. Sin embargo, las hierbas naturales tienen muchas más propiedades medicinales que las estimulantes del café que puede aumentar la presión sanguínea a personas que padecen tensión arterial alta.

La obesidad y las calorías

Para perfeccionar nuestro nivel recomendado de calorías en nuestra dieta personal, los entrenadores, trainers y médicos nutriólogos contemporáneos han llevado adelante sus investigaciones en el importantísimo campo de la nutrición. Así es como cada uno de nosotros tiene la oportunidad, y claro toda la responsabilidad, de poner en su plato todos los alimentos y en las cantidades que le apetezcan, pero conociendo antes cuál es su balance más aproximado. Para hacerlo se nos ha facilitado una fórmula simple de Cálculo de calorías, en la que sólo tenemos que saber dos cosas. Una es cuál es nuestra estatura, y la otra, cuánto pesamos. Esta fórmula es confiable y de dominio público por su fácil referencia tanto en folletos como en la Internet. Permite con esa información averiguar dos datos muy útiles para nuestra planeación dietética y cuántas calorías debemos consumir en nuestras comidas diarias para mantenernos dentro de nuestro peso saludable, sabiendo así cuando nos pasamos, en el caso de los obesos, o cuanto nos falta ganar en el caso de los bulímicos y anoréxicos, para mantener el nivel de energía optimo; es decir siempre esbeltos, y de acuerdo a las actividades que hacemos todos los días.

Desde luego que pasarse todas las mañanas y noches haciendo sumas o restas, y pesándose sobre una balanza para saber cómo va nuestro cuerpo, es demasiado tedioso e insoportable. No obstante, si realmente nos preocupa nuestra apariencia y salud, aprenderemos poco a poco cómo se logra a controlar las calorías que se acumulan hasta hacernos ver gordos.

Calcula tu nivel saludable de calorías y masa corporal

Existen dos métodos para hacer cálculos de calorías. El primero te ayuda a conocer un mínimo de Kilocalorías, que es el termino que define la unidad de energía térmica que requiere el cuerpo para su funcionamiento y equivale a 1,000 calorías, añadiendo 100, 200 o 400 calorías extras a tu alimentación por cada de nivel de actividad superior a tu mínimo calculado. El segundo método es un poco más complicado, pero más exacto ya que no tienes que sumar cientos adicionales al total obtenido.

Basta con que sepas tu peso en kilos y estatura. Ambos métodos utilizan el valor numérico de tu peso en kilos, no en libras. Para convertir de libras a kilos, divide tu peso en libras entre 2.21. Ejemplo:

Si tu peso es de 128 libras, lo divides así:

128 x 2.21= 57,91. Tu peso en kilos es 57,91.

Cálculo por el mínimo de kilocalorías

Conocer esta información personal es tan sencillo como multiplicar. Las mujeres tienen que multiplicar su peso en kilos por 21,6. Y los hombres multiplican su peso en kilos por 24. El resultado es el mínimo de calorías que se consumen en un día para permanecer en reposo y hacer labores sencillas del hogar. Se deben añadir más calorías según su nivel de actividad de la tabla presentada a continuación.

Ejemplo:

Mujer de 49 kilos X 21,6 = 1,058 es su mínimo de calorías.

Hombre de 72 kilos X 24 = 1,728 es su mínimo de calorías.

NIVEL	ACTIVIDAD	AÑADE A TU TOTAL
Baja	Vida Sedentaria, trabajo de oficina y estudio.	0 No se añaden calorías
Leve	Subir escaleras, caminar 20 minutos, salir de compras	100 Calorías se deben añadir
Moderada	Trabajo poco pesado, caminar 1 hora, nadar, bailar, ect.	200 Calorías se deben añadir
Elevada	Hacer deportes, ir al gimnasio, correr todos lo días.	400 Calorías se deben añadir

Finalmente si el Hombre de 72 kilos, además de trabajar haciendo esfuerzos poco pesados y también ir los fines de semana al gimnasio, quedará así su plan de gasto calórico total: 1,728 + 200 + 400 = 2,328.

En el otro caso, suponiendo que la Mujer de 49 kilos, vive en un apartamento y decide comenzar una rutina ligera para caminar una hora los sábados, el total del plan de gasto calórico quedará así: 1,058 + 100 + 200 = 1,358.

Para personas que desean perder peso, existen otras opciones de cálculo en que las porciones de comida se ajustan al Índice de Masa Corporal IMC, además del sexo y peso, y se mencionan inmediatamente en la próxima sección de este capítulo.

Cálculo de kilocalorías por Peso saludable

Si además de tu peso en kilos, conoces tu estatura en metro y centímetros; podrás seguir otra fórmula que también funciona por el nivel de actividades que se realizan. Consta de dos partes. La primera es para calcular, según el sexo, el peso saludable recomendado según estatura, y seguido se obtiene de ese mismo resultado multiplicado por el número indicado (de tres niveles), se obtiene la cantidad de kilocalorías a consumir diariamente para mantener ese peso saludable recomendado.

La segunda parte te ayuda a descubrir el índice de masa corporal que representa el indicador de que te encuentres con un peso inadecuado para la salud, peso considerablemente bajo, bajo peso, peso normal, sobre peso, obeso o clínicamente obeso. Este dato es utilizado por especialista de la salud para detectar el riesgo de padecer enfermedades cardiacas, cáncer, diabetes y otras.

Un ejemplo sencillo es el siguiente. Para hacer este cálculo necesitas saber tres cosas. Primero consigue tu peso en kilos, estatura y escoge el nivel de actividades físicas que realizas, según tu sexo.

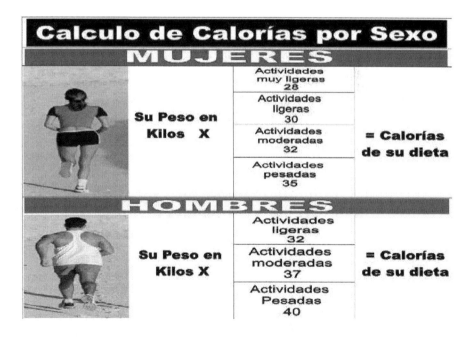

Calculo de Calorías por Sexo

MUJERES

Su Peso en Kilos X	Actividades muy ligeras 28	= Calorías de su dieta
	Actividades ligeras 30	
	Actividades moderadas 32	
	Actividades pesadas 35	

HOMBRES

Su Peso en Kilos X	Actividades ligeras 32	= Calorías de su dieta
	Actividades moderadas 37	
	Actividades Pesadas 40	

Sigue estos Cuatro pasos como ejemplo:

1.   Multiplica tu talla dos veces: 1.65 x 1.65 = 2.7225, que redondeado son 2.72.

2.   Este valor debe ser multiplicado por 21 las mujeres, y 22 los hombres, así: 2.72 x 21 = 57.12 Este resultado representa tu peso saludable en kilos.

3.   Para saber la cantidad de calorías que deben ser incluidas en la dieta diaria, usa el número del nivel de actividad física que acostumbras. En el ejemplo que se presenta a continuación, es actividad ligera para la mujer.

57.12 x 28 = 1,599 Este resultado representa la cantidad de kilocalorías necesarias para cada día.

4.   Lo que sigue es escoger las porciones individuales de los alimentos de cada uno de los cinco grupos de alimentos, que son:

Conociendo las porciones adecuadas de alimentos

La porción de una dieta regular de cada alimento puede representar unas 200 calorías, como se observa en la imagen al inicio del capítulo.

Podemos asumir de manera general cuánto dinero destinar a nuestra bolsa de supermercado. Pero es de la siguiente tabla que se puede tener una idea más precisa de la cantidad de alimento o porciones que representa completar el requerimiento o gasto calórico diario, según las kilocarías calculadas que se dividirán en las tres comidas; desayuno, almuerzo y cena, y de una o dos meriendas; matinal y vespertina.

GRUPOS ALIMENTICIOS	C	A	L	O	R	I	A S
	1000	1200	1400	1500	2000	2500	3000
Cereales y Tubérculos (en tazas)	5	6	8	9	10	13	16
Leguminosas (en tazas)	1	1	1	1	2	2	3
Verduras (en tazas)	2	3	4	4	3	4	4
Frutas (en tazas)	2	3	3	3	5	6	6
Leche (en tazas)	1	2	2	2	3	4	6
Carnes y Embutidos (en rebanadas)	1	1	1	1	1	1	1
Aceites y grasas (en cucharadas)	3	3	4	4	6	7	8
Azúcares (cucharadas o rebanadas)	3	3	4	4	6	7	8
Total de Porciones Diaria máxima	18	22	27	28	36	44	51

Así cada porción de azúcares representan 1 o 2 cucharadas de dulces o pieza mediana (en el caso del helado). En aceites y grasas (como margarina, mantequilla y mayonesa) una porción es 1 cucharadita. De las proteínas animales una porción es una unidad de queso, salchicha, huevo o dos rebanadas de jamón u otro embutido, y media taza de leche. En carnes de cualquier tipo una porción es una pieza de 30 gramos. En verduras y tubérculos una porción es 2 tazas de pepino, lechuga, espinaca, remolacha o apio, o 1 taza de hongos, brócoli o acelgas. En frutas una porción 3 unidades de fruta pequeña como las ciruelas, 1 taza de frutas medianas o grandes como la sandía y melón, y en cítricos una porción son dos unidades. En granos y legumbres una porción representa media taza. En minerales, un vaso de agua regular, a razón de ocho diarios, y sal una cucharadita.

Cálculo del Índice de Masa Corporal

El cálculo del índice de masa corporal (IMC) se consigue con el peso en kilos y se divide entre la estatura, dos veces. Este resultado nos permite saber ubicarnos con exactitud dentro de uno de los siete niveles de peso, que van desde bajo, pasando a normal con sobrepeso o obeso clínico. Así como sigue:

IMC de una mujer de 55 kilos que mide 1.60m. es =
55 / 1.60 x 1.60 = 55 / 2,56 = 21,48 es el IMC.

Este resultado se debe ubicar entre una de las siguientes opciones de nivel de IMC, las cuales aplican para ambos sexos:

ÍNDICE DE MASA CORPORAL	IMC
Menos de 14	Esta en una amenaza para la salud.
De 14 a 16	Esta considerablemente bajo peso.
De 16 a 18.5	Está en bajo peso
De 18.5 a 25	Está en su peso normal
De 25 a 30	Está en sobrepeso
De 30 a 40	Está obeso
De 40 a más	Está clínicamente obeso

Como el resultado fue de 21, la mujer de este ejemplo está en su peso normal.

Para ayudarte a comprender mejor este método de cálculo del IMC, índice de masa corporal, peso saludable recomendado y total de kilocalorías diarias para una dieta, se presenta a continuación una Tabla desarrollada con estaturas y pesos desglosados.

Los organigramas dietéticos

Cuando nos sentimos plenamente sanos y cada sistema de nuestro cuerpo esta dispuesto a completar el complicado proceso del metabolismo de los alimentos sin que suframos repentinas consecuencias fisiológicas, podemos liberarnos un poco de las restricciones.

Algunos ejemplos de menús son oportunos conocerlos para familiarizarnos con ellos lo suficiente para desenvolvernos con soltura en la cocina, cuando salir a comer afuera no sea la mejor opción.

Para los que aman el arte culinario o de la gastronomía será cuestión de reunir el dinero y una pequeña lista para preparar la dispensa del hogar con los alimentos indicados en una sana nutrición.

Cinco ejemplos de regímenes alimenticios básicos por gasto calórico por edad para Niños, adolescentes, Hombres, Mujeres, y Ancianos pueden ser los que se describen a continuación.

DIETA INFANTIL

Recomendado para niños y niñas de 5 a 12 años

Gasto calórico diario de 1,120

Basado en un niño de 1.35 de estatura/talla.

Menú mañanero – 275 cal.
1 plato de maicena de sabores (150 cal.)
1 empardado de jamón con queso y salsa de tomate (75 cal.)
1 fruta (Opcional guineo, manzana, pera, mango) (50 cal.)
Menú vespertino – 160 cal.
Dos tazas de caldo de fideos con zanahoria, papas y apio picados (160 cal)

Merienda vespertina – 175 cal.
Una taza de palomitas de maíz con una cuchadita de mantequilla (175 cal.)

Menú nocturno – 510 cal.
1 taza de arroz (60 cal.)
1 taza de frijoles (120 cal.)
1 porción de carne de res (270 cal.)
1 /4 taza de helado (60 cal.)

Con este menú diario el niño se provee desde la mañana de suficiente energía provista por la fécula de maíz en la maicena, hidratos de carbono y minerales de la fruta y de proteína animal y láctea en el emparedado condimentado de modo atractivo para los de esta edad. El resto del día se complementa de los mismos nutrientes y vitaminas en porciones un poquito más completas.

DIETA JUVENIL

Recomendado para adolescentes de 13 a 17 años

Gasto calórico diario de 1.655

Basado en un niño de 1.60 de estatura/talla.

Menú mañanero – 650 cal.
1 plato de cereal con leche (160 cal.)
2 tortilla tostadas en mantequilla (400 cal.)
2 porciones de filetes de pollo fritas o nuggets (70 cal.)
1 taza de jugo de fruta cítrica (30 cal.)

Menú vespertino – 260 cal.
Dos tazas de puré de papas con ensalada de repollo y zanahoria (260 cal)

Merienda vespertina – 295 cal.
8 Unidades de galletas saladas (120 cal.)

1 taza de batido de guanábana (175 cal.)

Menú nocturno – 450 cal.
1 taza de arroz condimentado con azafrán (60 cal.)
1 taza de garbanzos guisados (120 cal.)
1 porción de carne de pollo (270 cal.)

DIETA JUVENIL FEMENINA

Recomendado para Mujeres de 18 a 32 años

Gasto calórico diario de 1,470

Basado en una adolescente de 1.50 de estatura/talla. Y peso de 95 libras/ 43kilos.

Menú mañanero – 390 cal.
1 plato de cereal con leche (160 cal.)
1 emparedado de embutido sin mantequilla (200 cal.)
1 taza de jugo de fruta cítrica (30 cal.)

Menú vespertino – 310 cal.
2 tazas de puré de plátanos con sal y una cucharadita de
mantequilla (260 cal)
1 taza de ensalada de lechuga con tomate, berro o espinaca
condimentada con vinagre o yogurt. (50 cal.)

Merienda vespertina – 260 cal.
1 Unidades de galletas de granola (200 cal.)
1 taza de batido de bebida de frutas (60 cal.)

Menú nocturno - 510 cal.
1 taza de arroz condimentado con azafrán (120 cal.)
1 taza de garbanzos guisados (120 cal.)
1 porción de pescado frito (270 cal.)

Con esta dieta, la cual es destinada a las adolescentes y se hizo
pensando en el cuidado de su belleza, tienen una fuente rica en
nutrientes esenciales como los cereales, carnes y verduras que

ayudan a la vista y en la concentración mental, con minerales como el fósforo. Además se sugiere evitar el exceso de aderezos grasos como la mantequilla y la mayonesa que tienden a desarrollar problemas en la piel. Otras opciones de meriendas para reponer energías son propuestas aquí atendiendo un régimen de meriendas en lugar de comidas pesadas. En cuanto a las diversiones nocturnas el consumo de alcohol debe ser moderado con cócteles, ya que tienden a contener muchísimas más calorías de lo que se cree.

DIETA FEMENINA

Recomendado para Mujeres de 34 a 59 años

Gasto calórico diario de 1,960

Basado en una mujer de 1.70 de estatura/talla.

Menú mañanero – 540 cal.
1 plato de cereal (120 cal.)
1 banana (50 cal.)
3 fresas (50 cal.)
½ limón (20 cal.)
2 yogurt medianos (160 cal.)
1 pan tostado con mermelada (140 cal.)

Menú vespertino – 730 cal.
2 tazas de caldo de crema de marisco (260 cal)
1 Papa asada con una cucharadita de margarina (200 cal.)
1 pechuga a la parrilla (270 cal.)

Merienda vespertina – 180 cal.
1 Unidad de apio (80 cal.)
1 zanahoria salpicada con miel de abeja (100 cal.)

Menú nocturno – 510 cal.
1 taza de arroz integral cocido (120 cal.)

1 taza de lentejas guisadas (120 cal.)
1 taza de ensalada de hongos, lechuga y tomate. (270 cal.)

La que es mujer y madre, y a la misma vez esposa y trabajadora; pues lleva una vida ocupada y emprendedora por que requiere de una reserva de nutrientes más potente pero que no la ponga en los riesgos de ir adquiriendo sobrepeso por ello debe evitar la comida rápida de juventud y acostumbrarse a las grandes cantidades de ensaladas rojas o verdes, con poco almidón de las pastas y de la panadería y dulcería. Las porciones de carnes de carne deben ser blanca, es decir filete de pescado, pollo o pavo. Se recomienda la linaza en sus diversas presentaciones para combatir la grasa localizada en la parte baja del cuerpo femenino.

DIETA MASCULINA

Recomendado para hombres de 34 a 59 años

Gasto calórico diario de 2,440

Basado en un Hombre de 1.78 de estatura/talla.

Menú mañanero - 720 cal.
1 batido de leche descremada con 1 banana y chocolate en polvo (160 cal.)
3 tortillas de maíz a la parrilla (300 cal.)
1 torta de huevo con 1 rebanada de queso cremoso 2 rebanadas de jamón (260 cal.)

Menú vespertino – 840 cal.
2 tazas de arroz con frijoles (240 cal)
2 taza de ensalada de brócoli, tocino y remolacha condimentada con jugo de limón y orégano. (210 cal.)
1 muslo de pollo de 30 gramos (120 cal.)
1 bebida gaseosa (320 cal.)

Merienda vespertina – 320 cal.

1 yogurt (80 cal.)
1 taza de maní sin sal (60 cal.)
1 granula de nueces (180 cal.)

Menú nocturno – 560 cal.
1 porción de hígado guisado con cebolla y tomate (120 cal.)
2 tazas de arroz cocido (240 cal.)
2 tazas de fideos condimentados en pan tostado molido (200 cal.)

Con esta dieta la persona adulta recibe el nivel de kilocalorías medio, adecuado para un ritmo de trabajo intenso sin caer en sobrepeso y permitiendo hacer una rutina ligera de ejercicios mínima de 20 minutos, 2 a 3 veces por semana. Como se debe acostumbrar en esta etapa de la vida. Se presenta como una opción alimenticia apropiada para mantener el consumo de colesterol a un nivel bajo y de la importancia de las vitaminas presentes en frutas y verduras.

DIETA SENIL

Recomendado para Ancianos de 60 años en adelante

Gasto calórico diario de 1,662

Basado en un Anciano de 1.52 de estatura/talla.

Menú mañanero (502 cal.)
1 taza de té de hojas de Tilo (12 cal.)
8 unidades de galletas saladas (120 cal.)
2 rebanadas de queso blanco (120 cal.)
2 rebanadas de pan integral con mermelada de fruta. (250 cal.)

Menú vespertino (480 cal.)
2 tazas de arroz con maíz (240 cal)
1 taza de ensalada de brócoli, chayote y repollo condimentad con yogurt y orégano. (120 cal.)

1 muslo de pollo de 30 gramos (120 cal)

Merienda vespertina (200 cal.)
2 tazas de bebida de guayaba (80 cal.)
2 unidad de pequeña de pan de huevo (210 cal.)

Menú nocturno (420 cal.)
1 porción de pavo a la parrilla con cebolla, berro y tomate (120 cal.)
1 taza de verduras cocidas (120 cal.)
1 taza de caldo de fideos condimentados con ajo y culantro (180 cal.)

El adulto mayor debe llevar una dieta baja en sal, grasas y colesterol, el cual es de origen de las carnes animales, como la res, la carne blancas como pollo y pavo son las mejores y deben hacerse a la plancha con apenas una cucharadita de aceite no saturados como el de girasol y el de oliva. Esta dieta presenta una opción ligera, no muy alta en proteínas, que dan energía, pero abundante en verduras cocidas que protegen la frágil dentadura del adulto mayor, así como frutas que se pueden variar al gusto de cada persona. Según recientes investigaciones la vitamina K ayuda a retrasar los efectos del envejecimiento y esta contenida en la espinaca y el berro.

El sistema digestivo

El aparato digestivo dispone de los mecanismos que transforman los alimentos en nutrientes necesarios para mantener la actividad vital. Por ello las dietas inadecuadas pueden desencadenar diversas alteraciones en todo el proceso digestivo que se van a manifestar en modificaciones del organismo y del aspecto personal. Podemos observar cambios en el cabello, en la piel y en las uñas que nos llevan a la conclusión de que los cuidados externos que se proporcionan al cuerpo no son suficientes si no se acompañan de cuidados internos. Es importante conocer el funcionamiento del aparato digestivo, ya que la aplicación de técnicas que favorecen la circulación sanguínea, mejoran el acceso y el reparto de nutrientes a los tejidos y órganos del cuerpo humano.

La digestión es el proceso por el que los alimentos; partículas demasiado grandes, son descompuestos por tratamientos físicos y químicos en sustancias más sencillas que pueda asimilar el organismo.

La absorción es el paso de las sustancias ya asimiladas, a través de la mucosa intestinal, para llegar a la circulación sanguínea.

ESTRUCTURA DEL APARATO DIGESTIVO. El tracto digestivo está formado por el tubo digestivo que está constituido por una serie de órganos situados a continuación de otro por los que circula el alimento en diversos estados de residuos de este proceso.

• Boca: Es el orificio de entrada del alimento, donde los dientes mastican y lo trituran junto a la saliva.

• Faringe: Es un órgano con doble función, en el aparato digestivo facilita el paso del alimento hacia el esófago.

• Esófago: Es el tubo por donde desciende el alimento hasta el estómago.

• Estómago: Es el órgano donde los alimentos se mezclan con los jugos gástricos para ser químicamente transformados en sustancias cada vez más sencillas.

• Intestino grueso: Es la parte final del tubo digestivo y donde se absorben las sales minerales y la vitamina K.

Las glándulas digestivas inician en la boca con las glándulas salivares las cuales se reparten por el interior de la boca, limpia los dientes y facilita el paso de la masa alimenticia hacia la faringe. Ya situado en el bajo abdomen encontramos el hígado, que es la glándula más grande del cuerpo, actúa como productor de la bilis, sustancia amarilla verdosa que ayuda tanto a absorber nutrientes como a eliminar sustancias no deseables. Otra glándula digestiva es el páncreas que fabrica hormonas como la insulina la cual regula el nivel de glucosa en la sangre.

En el proceso de funcionamiento del aparato digestivo, podemos observar las siguientes etapas:

• Trituración mecánica del alimento: Los dientes junto a la salivación y a la lengua realizan este proceso que forma el bolo alimenticio.

• Digestión gástrica: El bolo alimenticio se transforma en el quimo al ser recibido por los jugos gástricos del estomago.

• Digestión intestinal: Es la fase que prepara la etapa de absorción que es la etapa principal de la digestión. La bilis de la vesícula conectada al hígado y los jugos del páncreas que regulan la acidez del quimo para ser recibido por el intestino.

• Defecación: Los restos de los alimentos que no han sido absorbidos en el intestino, forman las heces junto con los gases y productos de desechos de la fermentación de bacterias positivas que se encuentran en él.

Las alteraciones más relacionadas con la estética son las caries dentales, gastritis, úlceras, hepatitis, estreñimiento y diarreas. El estreñimiento crónico puede producir un oscurecimiento de la piel por acumulación de sustancias tóxicas en la sangre. El profesional de la estética puede proporcionar masajes abdominales, corrientes de estimulación para favorecer el tránsito intestinal. De estas se recomienda la fibra ya que hace que se mastique más, y además barre a nivel nutricional mucha agua del intestino. La pérdida de líquidos que se produce al sufrir una diarrea puede llevar a una hiperpigmentación o sequedad de piel.

Todos los tipos de hepatitis se manifiestan con una manifestación de pigmentación amarillenta de la piel conocida como ictericia.

El sexo y la nutrición

Desde el aspecto de la nutrición, la propiedad de estimular el apetito sexual a través de algunas sustancias, medicamentos o alimentos es la que se señala como afrodisíacos. Algunas de estas sustancias son el perejil, el jengibre, algunos mariscos y el cacao o chocolate y otros. En cierto modo esta capacidad de producir un efecto potenciador en la vida sexual de quien las consume esta rodeada de cierto misticismo e incredulidad. Si bien existen múltiples factores biológicos como las hormonas, la percepción sensorial, además de los factores sociales y circunstanciales que influyen en cada individuo desde su pubertad hasta la menopausia en el caso de la mujer y la andropausia en cuestión del hombre, para conllevar un estilo de vida sexual satisfactorio. Las glándulas reproductivas forman parte del sistema endocrino de nuestro cuerpo.

El sistema reproductor femenino esta formado por los senos, que externamente están definidos por las mamas, la aréola y el pezón. Internamente a la mama, están las glándulas mamarias que están formadas por tejido graso que es ideal para la producción de leche materna a través de la progesterona.

Además en el área baja del abdomen encontramos la vulva que está formada las partes externas que constituyen la vagina interna, como son los labios mayores, los labios menores, el himen, y el clítoris. Internamente contiene la vagina que es un conducto o tubo membranoso y fibroso que conduce la orina. Los labios son los pliegues que cubren la entrada a la vagina, seguidos por el himen que es un repliegue membranoso que reduce el orificio externo de la vagina mientras conserva su integridad. El clítoris es un cuerpecillo carnoso eréctil, que sobresale en la parte más elevada de la vulva. En un vestíbulo localizado entre el himen y los labios menores, se encuentran las glándulas de Bartholin que segregan moco. Cercanamente está la cérvix que es una estructura localizada en la parte inferior del útero que ocupa la tercera parte de este órgano y constituye un canal de comunicación. El cérvix presenta una musculatura más delgada y flexible que la del cuerpo uterino. En la mujer la secreción de moco cervical en el cuello es continua y no está sujeta a cambios cíclicos como ocurre en el cuerpo del útero. Estas secreciones constituyen un verdadero tapón mucoso que actúa de barrera impidiendo la entrada de gérmenes en el interior del útero. Su consistencia, fluidez y cantidad de moco cervical sí varía a lo largo del ciclo menstrual femenino y esta característica es utilizada en los métodos anticonceptivos para conocer los días fértiles de una mujer. El útero es un órgano hueco, aplanado, con forma de pera, localizado en la pelvis de la mujer y de las hembras de la mayoría de los mamíferos. Es el órgano en donde se implanta el óvulo fecundado que comienza la gestación o reproducción. El útero está suspendido en la pelvis y cuenta de una base o fondo, el cuello o cérvix que está un poco dirigido hacia atrás y una boca. Cuando no hay embarazo, el útero mide unos 7,6 centímetros de longitud por 5 centímetros de anchura y 2,5 de grosor. Las paredes del útero son elásticas y se estiran durante el embarazo para albergar al feto en crecimiento.

El útero es propenso a las infecciones. A cada lado del útero están los oviductos o las trompas de Falopio que son dos conductos que se extienden desde los ovarios hasta la zona superior del útero. Su nombre se debe a su descubridor, un anatomista italiano llamado Gabriel Falopio. Las trompas de la mujer tienen un grosor de 2 centímetros y longitud aproximada de 10 a 13 centímetros. Su función dentro del ciclo menstrual es la de alargar el periodo de maduración del óvulo que abandona los ovarios una vez cada mes y es impulsado hacia el útero por unas proyecciones denominadas cilios que se localizan en la superficie interna de la trompa. Las infecciones a temprana edad deben ser atendidas ya que suelen ser provocadas por obstrucciones en el ovoducto de la trompa de Falopio que terminan produciendo esterilidad reproductiva en la mujer. Las fimbrias son los bordes de cada trompa de Falopio que se une al ovario y desempeñan también una función endocrina por su producción hormonal en el flujo sanguíneo. Los ovarios tienen forma ovalada y aplanada como una almendra y mide unos 3,8 centímetros de largo. Los huevos u óvulos constan de dos partes: la externa o corteza y otra interna o médula. En la mujer adulta, el tejido de la corteza del ovario produce un enorme número de folículos de distintos tamaños que contienen óvulos o células reproductivas femeninas. Le tomará un nuevo ciclo a cada folículo secretar una gran cantidad de de estrógenos, que son las hormonas estoroideas implicada en el desarrollo de los caracteres sexuales secundarios de la mujer, en la regulación del ciclo menstrual y en el embarazo. El ovario puede sufrir inflamaciones agudas o crónicas como consecuencia de lesiones sufridas en el parto, tras operaciones o infecciones adquiridas por las relaciones sexuales.

Al flujo sanguíneo que se produce desde el revestimento uterino o endometrio de la mujer en la edad fértil se le llama menstruación. El desarrollo o pubertad femenina se comienza entre los 10 y 16 años, y se extiende hasta los 45 a 55 años que es cuando cesa la edad fértil de la mujer. La menstruación es un proceso natural del sistema hormonal que prepara a la mujer para el embarazo. Cuando ha aumentado el revestimiento de la vagina con flujo de sangre , éste se rompe y es eliminado por un periodo que abarca entre 3 y 7 días, el cual obliga a la adolescente a perder sangre por la vagina y cuidarse con el uso de toallas femeninas.

La pubertad femenina o desarrollo es un periodo en la vida de toda mujer en que se presenta su maduración hormonal, es decir de sus propias células creadas por el sistema inmune, e implica la capacidad de procrear. Esta maduración se manifiesta en las mujeres con su primera menstruación, que indica el comienzo de su ciclo de 28 días. Involucra los siguientes cambios fisiológicos:

Se presenta por lo regular entre los 11 y los 14 años, suponen que es más pronto que en el hombre. La pubertad precoz, que se da aproximadamente a los 9 años, puede ser causa de confusión en algunas adolescentes como el mito de la sospecha del inicio de relaciones sexuales tempranas, sin embargo algunos trastornos fisiológicos en las secreciones del lóbulo anterior de la hipófisis o adenohipófisis, en conjunto a las glándulas adrenales pueden ser otra causa de un desarrollo prominente del cuerpo en la adolescente.

El aumento de los órganos sexuales es más evidente en los senos y las caderas se ensanchan.

La aparición de vello en las axilas, piernas y pelvis es abundante obligando a utilizar navajas de afeitar a la mayoría y cremas de cuerpo.

En ambos sexos el acelerado desarrollo de las glándulas sudoríparas puede provocar la aparición de acné en el rostro y espalda, obligándoles a cuidar algún exceso de ingesta de grasas saturadas en la alimentación.

Algunas veces estos cambios también pueden alterar el comportamiento y el estado de ánimo lo cual obliga a llevar alguna asistencia sicológica en la joven adolescente y consejería. La inclusión de la educación sexual desde cualquier nivel educativo es un tema de discusión todavía por definirse.

El ciclo menstrual tiene algunas connotaciones tanto para tomar medidas de su higiene personal como de su planificación familiar. El periodo de intervalo entre una menstruación y la siguiente marca la fecha a partir de la cual cada mujer acostumbra tener su sangrado de ovulación. Este intervalo es de 28 días, de los cuales 12 días son de riesgo de fertilidad posible o máxima de obtener un embarazo no deseado o no planeado, entre el noveno y el veinteavo día, justo al medio del ciclo de 28 días. Por lo tanto, se afirma por la práctica del método anticonceptivo o ritmo menstrual, que los 8 días anteriores al derrame menstrual no puede haber fecundación en la mujer y los 8 días posteriores a los 12 días de riesgo tampoco puede haber fecundación porque en aquellos el óvulo ha muerto para poder ser fecundado. Solamente en estos 16 días, que se suman antes y después, puede haber contacto sexual o coito vaginal entre la pareja con la seguridad de evitar un embarazo indeseado.

Un trastorno que acompaña o precede al derrame menstrual son los cólicos menstruales o torozón. Es un dolor abdominal agudo que precede a la fecha de menstruación regular que puede deberse a la falta de acidez en la dieta, pero no se limita únicamente a éste órgano, sino a también a otras enfermedades u órganos vecinos. Los cólicos pueden ser difíciles de ubicar para la paciente por lo que se debe verificar si son de origen intestinal, se caracteriza por sus contracciones espasmódicas en el intestino que se producen por ingesta de alimentos irritantes o infecciones. Estos se confunden con frecuencia con la apendicitis y la peritonitis. También existen cólicos renales en la vejiga y los biliares en el hígado que se ubican por la palpación del abdomen y no el área baja de la pelvis. Su tratamiento natural incluye el uso de una cucharada de vinagre natural o de manzana disuelto en un vaso de agua durante los días que duren las molestias. Si se toman los suplementos de vinagre debe beberse mucha agua para evitar la sensación de resquemor en el estómago.

El dolor pélvico persistente que se agrava durante la menstruación es la que se diagnóstica como endometriosis. Se ha aceptado que la respuesta inmunológica a la alimentación con carnes y algunos cereales como la avena puede desatar los episodios de dolor pélvico. No se conocen aún las causas de esta enfermedad que todavía son objeto de debate entre los médicos especialistas. Por lo general, la explicación más probable es que durante la menstruación normal parte del tejido endometrial puede fluir de forma retrógrada o en dirección incorrecta hacia la trompa de Falopio, e implantarse en la cavidad abdominal, según la teoría de regurgitación, además de existir pruebas de que luego, las células que tapizan la cavidad abdominal hacen metaplasia; que es la capacidad de ciertos tejidos de mutar de un tipo a otro, y formar la obstrucción. Luego las células se diseminan a través de la invasión de los vasos sanguíneos del sistema circulatorio que los transporta a otras partes del cuerpo como los pulmones.

Otros de los padecimientos asociados al ciclo menstrual son la amenorrea que se diagnóstica por la ausencia de los periodos menstruales regulares. Hay dos tipos de amenorreas: la amenorrea primaria es la que se presenta en las chicas adolescentes de hasta 16 años, quienes aparentemente sanas no han tenido ninguna menstruación. Este retraso ocurre debido a algunos trastornos de la madurez sexual de la mujer, como a una alteración genética conocida como el síndrome de Turner y a otros procesos congénitos con alteraciones del desarrollo de la vagina o del útero que se asocian a la consecuencia de una esterilidad femenina. El segundo tipo, es la amenorragia secundaria que es la desaparición repentina de la menstruación en una mujer adulta. Esto es cuando no está en situación de gestación, ni lactancia ni en la menopausia. La amenorrea puede tener diversas causas como:

- Exceso de medicamentos como las píldoras anticonceptivas.
- Intenso ejercicio físico en el área pélvica.
- La pérdida de peso por regímenes dietéticos severos o anorexia nerviosa.
- Los trastornos de las glándulas endocrinas como tumores en la hipófisis.
- Y alteraciones en la función de los ovarios.

El caso del síndrome del ovario resistente se diagnóstica cuando no existe ninguna causa física considerándose una inexacta menopausia prematura, ya que muchas de las pacientes recuperan posteriormente su función ovárica normal y la menstruación de forma espontánea. Otra alteración que se presenta comúnmente en la función de los ovarios es el síndrome del ovario poliquístico o de Stein-Leventhal, que se caracteriza por una irregularidad acentuada de los ciclos menstruales, con crecimiento excesivo del vello corporal y puede haber una morfología anormal de los ovarios con múltiples quistes pequeños y algo de obesidad. Su tratamiento es restaurar la fertilidad y regularizar los periodos menstruales. Se reducen los niveles de hormonas masculinas en el cuerpo de la mujer mediante tratamientos hormonales antiandrógenos como acetato de ciproterona y espironolactona. La píldora anticonceptiva puede resultar apropiada si se se presenta hemorragia menstrual irregular. La extirpación parcial del ovario puede resultar útil en este caso.

La dismenorrea es la dolencia que algunas mujeres experimentan entre el primer y segundo día de derrame menstrual con calambres menstruales severos, los cuales se creyó que tenían un origen psicosomático, investigaciones recientes indican que son causados por los cambios químicos y hormonales en el cuerpo femenino que se atribuyen a la ausencia de una dieta muy baja en fibra dietética. El estrés, cambio de humor y nerviosismo también se asocian a este cuadro de síntomas del ciclo menstrual. Cuando el nivel o la cantidad del flujo sanguíneo derramado por la matriz durante la menstruación es excesivo, se le denomina menorragia, y se caracteriza por su extensión en días, de entre 4 días consecutivos y más. Si el derrame dura más de siete días consecutivos, se le llama hipermenorragia. Se considera que su causa esta asociada al hipertiroidismo, que es un aumento irregular en la función de la glándula tiroidea que viene acompañado de excitabilidad, temblor, taquicardia, y adelgazamiento. La metrorragia es la hemorragia de la matriz que se presenta fuera de un periodo menstrual de una mujer, que es normalmente de 28 días, irrumpiendo su ritmo acostumbrado y se origina en la cérvix o cuello uterino. Sus causas son patológicas como el crecimiento de tejido o acumulación de fluido que emerge de la membrana mucosa como pólipos. Crecen desde una base poco ancha o como un tallo estrecho como resultado de la acumulación de células benignas o malignas, pus y tejido degenerativo con malformaciones. Pueden aparecer pólipos en casi todas las membranas mucosas del cuerpo, pero son más comunes en la nariz y el intestino delgado.

Un tema de interés repetitivo en la mujer son los métodos anticonceptivos que evitan la incurrencia de embarazos no deseados los cuales ayudan a tener un equilibrio más adecuado respecto a las propias metas personales y a su planificación familiar. Los anticonceptivos hormonales son sustancias químicas, tratadas en laboratorios que funcionan mediante la alteración del modelo hormonal normal de una mujer para que no produzca la ovulación. Éstos actúan sobre el revestimiento uterino para evitar la implantación del huevo fecundado en el útero, y modifican la composición del moco cervical. Para ser administrados a las pacientes, pueden seleccionar entre diversos métodos como en su forma oral por píldora, por el método inyectable o mediante implantes. No ofrecen protección frente a enfermedades de transmisión sexual, pero son métodos efectivos para apoyados por los programas sociales de control de natalidad por su eficacia. Los anticonceptivos orales o píldoras anticonceptivas son combinados, que se toman por 21 días consecutivos, tras los que luego se descansan 7 días, y contienen estrógenos y progestina; que es una forma sintética de progesterona. Tienen un porcentaje de 94 porciento de eficacia para evitar embarazos. Además alivian los dolores menstruales, pero no evitar el sangrado intermenstrual, producir cefaleas, hipertensión, aumentar de peso, y descender el deseo sexual, entre otros efectos secundarios. Cuando se practica el método natural, pero por alguna razón se cae en la oportunidad del coito, la píldora postcoidal es un anticonceptivo de emergencia que se puede tomar hasta 72 horas después del contacto sexual para evitar un posible embarazo. La inyección anticonceptiva de medroxiprogestorona es el fármaco inyectable de la forma sintética de progesterona, la cual se aplica cada tres meses. Sus efectos secundarios son depresión, dolor de cabeza y abdominal, sangrados irregulares y disminución del deseo sexual. En los últimos años se ha aplicado como medida de control natal de los hogares con más de tres hijos, es la esterilización quirúrgica por ligadura de trompas en las mujeres la cual es 100 porciento eficaz, por lo que la madre debe ser consciente de que los efectos de la operación no es reversible. En el procedimiento quirúrgico de la ligadura de trompas se requiere anestesia local o general. Se lleva a cabo cortando la trompa y ligando los bordes de las dos ovoductos que llevan al óvulo del ovario del útero. Otros métodos anticonceptivos proveen un margen de eficacia para evitar embarazos menor, como el conocido entre círculos religiosos que prohíben los métodos anticonceptivos como Ogino-Knaus que ya fue explicado en este capítulo, y obtiene un 81 porciento de posibilidades de no obtener un embarazo, y el método del coitus interruptus que consiste el retiro del pene antes de la eyaculación el cual tiene un 76 porciento de probabilidades.

En contraparte a la eyaculación masculina, la mujer experimenta un climax o culminación del acto sexual con el placer del orgasmo. La frigidez sexual es la ausencia anormal del deseo o goce sexual.

Algunos de los métodos anticonceptivos antes mencionados también siguen siendo efectivos luego de un largo periodo de uso, por lo que si se pretende junto a la pareja obtener un embarazo pueden pasar varios meses antes de que se logre tener un hijo o bebé. El embarazo es el periodo de gestación de la mujer dentro del proceso reproductivo humano. Para que inicie un embarazo luego del coito o encuentro sexual el huevo u óvulo femenino debe ser fecundado por un espermatozoide masculino. La fecundación es la fusión del óvulo y el espermatozoide que como dos núcleos de dos gametos dan lugar a la formación de un cigoto o embrión. Los tres primeros meses son los más críticos en el crecimiento del feto, que es cuando desarrolla su cerebro, órganos internos, y extremidades de los brazos y piernas. Algunos óvulos se implantan en la superficie del útero sin ser fecundados, son conocidos como embarazo ectópico, siendo necesaria una extirpación quirúrgica.

Este primer trimestre se debe tener especial cuidado en no tomar medicamentos de ningún tipo, sin el consejo previo de su médico. Se deben evitar los rayos X, además de evitar el consumo de tabaco. La alteración de los esquemas hormonales en el organismo se manifiesta con algunos síntomas como:

- Mayor frecuencia en la micción.

- Aumento de peso el cual se recomienda que no sea mayor de 24 libras al final del embarazo.

- Los antojos caprichosos también se presentan en algunas mujeres de comer almidón de maíz, hielo y helado de chocolate con banana.

- La sensibilidad en las mamas.

- Cansancio, náuseas y cambios repentinos de humor.

- Sensibilidad a los olores.

- Si se presentan dolores abdominales y sangrado en las primeras semanas se debe acudir al médico con urgencia.

Es frecuente que estos síntomas remitan al cumplirse los primeros tres y aparezcan otros como aumento de los senos y oscurecimiento de pezones. Si la madre embaraza supera los 35 años es obligatorio realizarle una amniocentesis, la cual es una prueba que permite la detección a tiempo de posibles problemas genéticos. En el 95 porciento de los casos el feto es normal.

En la siguiente etapa del embarazo, entre el cuarto y el octavo mes de gestación suelen presentarse síntomas como:

- Hipertensión.

- Aumento súbito de peso debido a un edema, o hinchazón blanda que es ocasionada por la serocidad infiltrada en el tejido celular, que es de entre 11 y 13 kilos en un mes.

- Aparición de proteínas perdidas en la prueba de orina.

- Retensión de líquidos.

Estos síntomas indican la posibilidad de un cuadro clínico de toxemia gravídica, el cual se caracteriza por la presencia de toxinas o materiales tóxicos en la sangre, que pueden ser bacterial, químico u hormonal. Cuando se diagnostica se extrae al bebé para protegerlo tanto a él como a la madre de la contaminación.

La incapacidad de concebir y dar a luz a un niño, es la que se conoce como infertilidad o esterilidad. Se considera que de cada 100 casos de parejas infértiles que no logran concebir después de un año de relaciones sexuales, 40 de los casos son debidos a problemas en las mujeres y de entre 30 y 50 la infertilidad es causada por problemas del varón, el resto de los casos de entre 30 y 10 son causados por alteraciones en ambos miembros de la pareja que al interactuar en la cama producen infertilidad. Las causas posibles de infertilidad son las siguientes:

• En caso de ser por malnutrición u obesidad, son reversibles los síntomas.

• Lesiones internas producidas por enfermedades venéreas.

• La edad de la pareja se ubica entre los 35 y 49 años, lo cual representa el descenso de fertilidad normal en las glándulas sexuales.

• Anomalías hormonales o estructurales del sistema reproductivo como ausencia de la ovulación de la mujer, en el útero o obstrucción de las trompas.

• Enfermedades del sistema reproductivo masculino como producción insuficiente del volumen de espermatozoides.

• Exceso del consumo de alcohol en algún miembro de la pareja.

• Infertilidad temporal por el uso exceso de fármacos anticonceptivos.

Los tratamientos aplicados en la esterilidad femenina inicialmente se enfocan en la comprobación de que no hayan obstáculos mecánicos o químicos entre el óvulo y el espermatozoide para que se realice la fecundación, de haber obstrucción por tejido podría ser tratada por corrección quirúrgica. La ovulación se puede estimular mediante hormonas. Si estos métodos conceptivos fracasan en la mujer y su pareja, se procede a los métodos de inseminación artificial. Las posibilidades van de acuerdo a la condición de la mujer:

• En el caso de que la mujer no produzca óvulos, puede pedir a su hermana o pariente cercano un óvulo para que sea inseminado con el de su esposo.

• En el caso de la mujer tenga un útero en condiciones de sustentar el embarazo pero no produzca óvulos la inseminación se hace en su propia matriz.

• Si la mujer no tiene óvulos, ni una matriz en condiciones de sostener el embarazo entonces puede optar por alquilar un vientre de otra mujer.

Sin embargo, factores económicos, legales y sociales pueden influir en la toma de decisión de quienes asumen probar estos técnicas de reproducción asistida como fecundación in vitro el cual se extiende con rapidez, implantación de gametos, implantación de cigoto o la inyección intracitoplásmica de espermatozoides.

Al cumplirse las 40 semanas de gestación, el médico estima una fecha de parto que se cuenta a partir de la última menstruación de la paciente. La duración normal de un proceso de parto de una madre principiante es de 13 a 14 horas, y unas 8 a 9 horas para ya ha dado a luz antes. El parto comienza con contracciones irregulares del útero cada 20 a 30 minutos. Cuando se presentan complicaciones durante el proceso de parto como hemorragias en la parturienta, falta de oxígeno en el feto, posición inhabitual del feto o dificultad en la dilatación del cérvix para el paso de la placenta, se aplica cesárea, que es una intervención quirúrgica consistente en la extracción del feto vivo a través de una incisión en la pared abdominal y el útero. Este nombre, según la tradición viene de un tipo de parto que data de los tiempos del imperio romano en que las madres que parían los césares de este modo habrían ya fallecido, sin embargo la madre de Cayo Julio César sobrevivió luego de ello. Hace tiempo que el mito de que una mujer que ha sufrido parto de cesárea no puede volver a tener parto natural ha quedado desmentido.

En el caso de que un embarazo sea interrumpido antes de que el feto pueda desarrollar su vida independientemente de la madre, se le denomina aborto. Por lo general esto ocurre antes del sexto mes de embarazo. Después de las primeras 24 semanas se habla de parto prematuro, donde el feto expulsado puede rondar los 0,5 kilogramos. Hay dos tipos de abortos según la situación en la que se presentan. El aborto espontáneo es aquel que se presenta por causa desconocida, y se calcula que el 25 porciento de los embarazos humanos culminan de este modo. Si en una mujer se presentan abortos sucesivos, disminuyen sus posibilidades de que lleve un embarazo a término y se considera que tiene predisposición. Las causas de un aborto espontáneo no son precisas, pero se estiman las siguientes:

Se sabe que algunas carencias vitamínicas graves han resultado en abortos en animales de laboratorio. Actualmente se recomienda suplementos de ácido fólico y tiamina.

En el 50 porciento de los casos es porque hay alteración del desarrollo del embrión o en el tejido placentario, lo cual involucra una alteración en la implantación del óvulo fecundado.

El estrés producido por el entorno materno como la ansiedad extrema y otras alteraciones síquicas.

Otro porcentaje de casos se atribuyen a infecciones agudas, enfermedades sistemáticas como la nefritis, diabetes o traumatismos graves.

Las perdidas de flujos sanguíneos durante el comienzo del embarazo resultan en la mitad de los casos inofensivas, sin embargo si el sangrado vaginal es profuso y acompañado de dolor intermitente significa una amenaza de aborto espontáneo y se recomienda llevar el embarazo con reposo en cama, más aun cuando es una situación reincidente en la mujer.

El concepto de aborto diferido es cuando el embrión fecundado no supera los tres primeros meses que son clave en su desarrollo por alguna razón y muere pero no es expulsado de la cavidad debido a que la madre no sabía que estaba embarazada, o si lo sabía no sabía que pudiera ser un embarazo de gemelos, obstruyendo la salida. Los médicos recomiendan la escisión quirúrgica de todo resto embrionario o placentario y asegurar la posibilidad de infección o irritación de la mucosa.

La interrupción deliberada del embarazo por consentimiento de la propia madre, es el caso del aborto inducido. El método que se utiliza para el infanticidio se aplica en función del periodo de gestación en que se realiza. Entre las intervenciones clandestinas o clínicas que se realizan están las seis siguientes:

• Legrado: antiguo instrumento metálico de borde filoso y en forma de cuchara con el que se separa la superficie del útero y se deja el feto completo en su placenta morir a la intemperie.

• Técnica China o aspiración: Fue introducido en China en 1958. Consiste en el uso de dilatadores sucesivos que ayudan a conseguir el acceso a la cavidad uterina a través del cérvix o cuello uterino, se introduce un tubo flexible conectado a una bomba de vacía denominado cánula para extraer el feto. El método se puede usar hasta la duodécima semana y dura diez minutos y no requiere que la paciente se interne.

• Píldora RU-486: Es una sustancia que bloquea la hormona progesterona en la mujer y es eficaz en los primeros 50 días de gestación. Su uso es legal desde 1988 en Francia.

• DE - Dilatación y legrado: A veces combinada con forcéps, la paciente debe permanecer internada porque la técnica puede producir hemorragias y molestias tras la intervención y combina las dos técnicas anteriores.

• Infusión salina: A partir de la semana 15 el método utilizado como medida de control natal, recomendación de salud por enfermedades y otros, es la aguja hipodérmica o tubo fino con la que se extrae una pequeña cantidad de líquido amniótico del útero a través de la pared abdominal. Este es lentamente reemplazado por una solución salina al 20 porciento. Entre 24 y 48 horas se producen las contracciones uterinas que culminan con la expulsión del feto del útero.

• Histerotomía: En casos de abortos tardíos se aplica una intervención quirúrgica mayor, similar a la cesárea, pero que se realiza por una incisión menor de la parte baja del abdomen de la mujer.

En cuanto a la legislación mundial del aborto en diversas partes del mundo las opiniones son diversas respecto a la libertad de la mujer de ejercer su libre voluntad sobre el destino de su embrión. Considerado como un delito punible o una medida de salud recomendable en algunas excepciones, el aborto debe marcarse dentro de la planificación familiar y el derecho a la vida que nos plantea un reto ante las dificultades reproductivas de algunas parejas que no pueden tener un hijo ante quienes no asumen métodos anticonceptivos oportunos.

Gradualmente la mujer embarazada cumple con los 289 días de gestación, aunque a veces las mujeres dan a luz antes de la fecha programada lo que da origen a un niño prematuro de 37 semanas. Si el embarazo dura más de 42 semanas, el parto recibe el nombre de parto pos término. Existen algunos remedios caseros en la botánica que ayudan a la parturienta a acelerar su proceso de parto.

El parto natural es el proceso mediante el cual la criatura es expulsado del útero por la vagina, sin la intervención de ningún método invasivo médico o botánico. Una posibilidad por la que optan algunas mujeres es la disminución de las molestias del parto con el uso de la anestesia en la región pélvica al final del procedimiento. Hasta el siglo pasado, debido al mediocre desarrollo de la ciencia a aquellas mujeres que asistían los partos en los hogares de las parturientas se les llamó comadrona, en un tiempo donde proliferaban pestes en medio de pobres medidas sanitarias que mantuvieron un alto resultado de bebés mortinatos [288] , o que no sobrevivían a los primeros 28 días luego del parto. Actualmente, los cambios experimentados en el campo de la obstetricia permiten afirmar un notable descenso en la mortandad infantil que se perfeccionado a través de atención creciente a la nutrición junto al un perfeccionamiento de las técnicas de médicos especializados.

Los tres periodos en que se divide un parto son los siguientes:

• Dilatación: Este periodo comprende desde que se inician los dolores o contracciones hasta que el cuello uterino se ha dilatado o expandido completamente. Comienza con contracciones irregulares del útero cada 20 a 30 minutos que se van haciendo más frecuentes hasta el rompimiento de fuente.

• Expulsión: Comienza este periodo en el momento en que el feto comienza a salir por medio del canal del cuello uterino, una vez ha cedido, y termina cuando ya el feto ha salido y se corta su cordón umbilical.

• Alumbramiento: Al cortar el cordón umbilical, queda dentro la placenta con parte del líquido amniótico y las membranas dentro por lo que se debe retirar completamente.

Es entonces cuando, luego del parto y entre la normalización de la mujer, se ubica el periodo llamado puerperio. Tiene una duración aproximada de 5 a 6 semanas, donde la semana inmediata al parto es la más delicada. Los trastornos más comunes del puerperio son regularmente:

• Las molestias del perineo, o área entre la vagina y el ano.

• Las molestias mamarias como la adaptación al simple acto de amamantar al recién nacido.

• Las hemorragias posparto, las cuales pueden poner en peligro la vida de la madre.

La incontinencia posparto es cuando pequeñas cantidades de orina pueden escaparse de la vejiga de la madre por el aumento de la presión de la cavidad abdominal durante momentos de risa, tos e incluso ciertas actividades deportivas.

La depresión posparto, también conocida como puerperal o posnatal, suele durar una dos semanas se caracteriza por llanto frecuente, distinguida como una tristeza y preocupación excesiva por el bebé. Se le describe incluso en la medicina primitiva griega. Se asocia desde problemas genéticos, al temperamento emocional del bebé y a problemas económicos y disfunción familiar. En los casos extremos de psicosis posparto puede haber rechazo del bebé y hasta deseos de hacerle daño que deben ser atendidos por un siquiatra.

En la situación de una mujer madura que a lo largo de su vida ha tenido partos repetidos, se habla de prolapso uterino, la cual es una protrusión patológica, o herniación de la matriz y estructura adyacentes por el conducto vaginal, de tal forma que empuja el cuello uterino por el introito o labios externos. En su grado más grave, todo el útero protruye por la vagina, quedando invertida y es desfavorable por la debilidad congénita de los tejidos de sostén. Produce dolor, sensación de pesadez pélvica, úlceras y hemorragias en las estructuras herniadas. Se recomienda atender una alimentación permanente que se centre el cuidado de los tejidos orgánicos y musculares.

Continuando con las diferentes etapas de las funciones de los órganos sexuales femeninos, hallamos la maternidad y lactancia que se refiere a la etapa de cuidado y amamantamiento del bebé. Las glándulas mamarias están colocadas por debajo de la superficie de la piel y forman varios nódulos pequeños en la aréola. Hay entre quince y veinte conductos galactóforos que se extienden por los distintos lóbulos o subdivisiones de la mama y llegan hasta el pezón, donde se abren. Las partes secretoras de las glándulas producen leche después del parto, durante un periodo de tiempo conocido como lactancia. La mastitis es el nombre que recibe la inflamación de las mamas. Algunos tipos de molestias más complejas en el cuidado de la mama, se mencionan más adelante como prevención del cáncer.

ALIMENTACIÓN EN EL PRIMER AÑO DE VIDA DEL BEBÉ		
EDAD	**ALIMENTOS PERMITIDOS**	**TIPO DE PREPARACIÓN**
0-6 MESES	Amamantamiento con leche materna. En caso excepcional fórmulas de venta libre.	Alimentos líquidos
6 a 7 MESES	Cereales: Arroz, avena y maíz. Carnes: Pollo e hígado. Frutas: Pera, manzana, uva y melocotón. Vegetales: Zanahoria, zapallo.	Alimentos licuados
8 MESES	Leguminosas: Lentejas, arvejas y garbanzos.	Puré o papillas
9 a 10 MESES	Derivados de cereales: Pasta, pan y galletas.	Alimentos majados
10 MESES	Pescado y yema de huevo	Alimentos picados
1 AÑO	Alimentos regulares sin procesar.	Dieta Familiar

Recomendaciones durante la lactancia del bebé:

• La leche materna es el único alimento del bebé durante sus primeros cinco meses de vida, por ello la madre debe cuidar su propia nutrición. Por tradición, se cree que hay variadas opciones para que las madres lactantes opten en lugar de los conocidos "antojos" que son provocados por la falta de glucosa que la impulsan a preferir erradamente los alimentos dulces o postres. Amamante a su bebé de seis meses a un año de ser posible.

• Recuerde que la leche de fórmula es una segunda prioridad de alimentación y las hay específicas para recién nacidos y cuando llegan a los tres meses.

• Limpie sus pezones con soluciones naturales como aceite de oliva o aloe vera para evitar las grietas que suelen producir molesta al momento de amamantar.

• Se recomiendan es este caso, ingerir infusiones de las especies estimuladores de leche materna como el anís, la leche entera y los lácteos junto a cereales de malta, malteadas en polvo o bebidas de cebada que tienen un alto contenido en proteínas.

• El cambio de talla puede afectar a veces la circulación sanguínea normal. Escoja vestimentas holgadas, principalmente en el área del vientre. También escoja batas o vestidos que le faciliten el amamantamiento.

- Los dos meses siguientes después del nacimiento de su hijo son importantes para que el cuerpo recupere su talla normal. Realice caminatas, no lleve una vida sedentaria donde la inmovilidad de sus extremidades enfatice los padecimientos o secuelas del embarazo.

- Evite las bebidas alcohólicas en exceso, su bebé en el futuro se lo agradecerá.

- Después de los 6 meses de alimentación con leche materna, el bebé debe recibir una dieta que complemente con una mayor cantidad de hierro, calcio, vitaminas y energía para su óptimo crecimiento.

Además como recomendaciones para la guía junto a esta tabla para la alimentación del bebé se sugiere:

- Los cereales de caja no deben ser usados para espesar leche de fórmula, sino para darle consistencia a las papillas líquidas.

- Si el niño rechaza un alimento, continúe insistiendo en otros días.

- En niño o niña debe comer con sus propios utensilios como plato y cuchara de uso exclusivo.

- No se debe agregar sal ni azúcar a las papillas de verduras o frutas, se debe acostumbrar a los sabores naturales de los alimentos.

- Mientras el bebé no llegue a su octavo mes, no se deben dar galletas de trigo o pan al bebé, ni de cebada, o centeno.

- Para el cuidado de los dientes de leche del bebé, no se deben dar bebidas azucaradas artificiales, ni café ni gaseosas.

- Cuando el niño cumple su primer año, puede beber leche entera y preparaciones para niños de grandes.

- Cuando el niño cumple su primer año ya puede alimentarse con alimentos de miel de abeja, al hacerlo antes se corre el riesgo de intoxicar al bebé.

La galactorrea es una secreción láctea fuera de la gestación por exceso de prolactina en la mujer que está asociada a alteraciones hormonales producidas por el adenoma hipofisario que suele ser excretor.

Continuando con los padecimientos del sistema reproductor femenino, se menciona la inflamación del cérvix o cuello uterino, conocida como cervicitis. La que es derivada como síntoma de alteraciones del ciclo menstrual, traumatismos del parto o de los anticonceptivos orales son ectopias de mucosa endometrial. Su causa son las enfermedades venéreas y hay dos tipos, la cervicitis mucopurulenta y la más grave que es la ulcerativa. La mucopurulenta se caracteriza por una secreción purulenta y exudada que puede ser causada por el Chamydia, la gonorrea y en menor frecuencia a otros microorganismos como Ureaplasma urealyticum. En la de tipo ulcerativa se presenta como consecuencia del contagio con el herpes genital y la sífilis, mientras que en países en desarrollo se presenta junto a síntomas de chancroides, linfogranuloma y donovanosis. En su tratamiento se administran antibióticos al paciente y a sus contactos sexuales. La inflamación de causa bacterial que se produce en la vagina es conocida como vaginitis. Puede ocurrir por contacto con las manos sucias de la mujer y no es precisamente causada por contacto sexual.

Cuando hay un aumento controlado del número de células en un órgano o tejido de algunas partes del cuerpo se le denomina hiperplasia [297] . En la hiperplasia fisiológica se produce en el epitelio glandular de la mama de la joven adolescente al recibir estímulos hormonales en la pubertad por la producción de estrógenos. En el embarazo este se produce por los progestágenos que afectan la mucosa de recubrimiento interno acompañado de hipertrofia en el músculo liso del miometrio, que es la capa muscular.

En aquellos casos en que la infección bacteriana del tracto genital superior femenino afectan el útero, trompas de Falopio y ovarios, se le denomina enfermedad inflamatoria pélvica o EIP. Sus síntomas que comienzan unos días de iniciado el periodo menstrual, son fiebre, escalofríos, secreción o hemorragia vaginal y dolor abdominal que suele confundirse con apendicitis. Frecuentemente se produce por la bacteria de la gonorrea o la clamidia. Su diagnóstico se hace por exploración física que demuestra hipersensibilidad en el útero, ovarios y trompas de Falopio. En los casos graves puede formarse un absceso en la pelvis, y conlleva riesgo de embarazo tópico y es causa de infertilidad. Al presentarse acompañada de problemas hepáticos puede producir la muerte.

La acumulación de material patológico o extraño al organismo en estado líquido o semisólido que se forme dentro como en forma de una vejiga membranosa que a veces puede estar abierta y sujeto a la superficie de la vagina, es lo que se denomina quiste ovárico [301] . La rotura o torsión de un quiste ovárico se puede confundir con un episodio de enfermedad inflamatoria pélvica lo cual requiere examen de lamparóscopia.

Entre los problemas circulatorios de la mujer encontramos las várices [302] , que son frecuentes en las venas superficiales de las piernas que se hacen prominentes o visibles con su color azulado. Pueden dar lugar a un edema de tobillo o a ulceraciones en la piel. Se tratan aplicando presión con una media elástica a lo largo de su trayecto, cubriéndolas con una solución o extirpándolas estéticamente con tratamientos láser verificando que las venas vecinas funcionen bien ya que la sangre que contienen se deriva hacia las próximas.

Entre los padecimientos estéticos de interés general podemos mencionar la celulitis, el cual es un término francés. No existe un consenso respecto a su causa, pero se sabe que entre los tipos de bacterias que causan enfermedades humanas se encuentra la bacteria tipo vibrio aeromonas hydrophila que puede encontrarse en la ropa interior y producir este efecto sobre la piel debido a la sudoración y toxinas del propio cuerpo. Sin embargo, la mayoría de los médicos la consideran una acumulación de grasa en torno a las caderas y los muslos, más frecuente en las mujeres. El sistema linfático es el encargado de la depuración de los productos de desecho o toxinas de los tejidos, si por cualquier razón la circulación linfática no funciona adecuadamente, se acumulan toxinas en esta área que revienta las cadenas en el tejido adiposo. Evitar esta situación depende las contracciones musculares por lo que la falta de ejercicio, la ropa ajustada, las posturas alteradas, os tacones altos y hasta el hecho de cruzar las piernas son responsables de la circulación linfática. La retensión de agua a través de los proteoglicanos y mayor número de moléculas captadoras de agua. Los regímenes dietéticos repetidos pueden producir una pérdida de la elasticidad de la piel y contribuir al desarrollo de celulitis. El consumo de toxinas nocivas como el alcohol y el café deben ser inferiores a los nutrimentos de la fibra dietética. Los masajes locales y la aplicación de cataplasmas puede ayudar a su tratamiento, conjuntamente a los aceites de hierbas con propiedades astringentes y cremas térreas o ceniza, que aplicados con regularidad mejoran sus efectos en la apariencia de la piel. Continuando con los temas estéticos en la mujer por efecto de la edad son las arrugas [304] o pliegues de la piel. Las arrugas se deben a diversos factores tanto nutricionales, expresivos y ambientales. Por ejemplo es común observar en algunas ancianas la resequedad de la piel obtenida a lo largo de la madurez, que se marcan principalmente en las conocidas "patas de gallo" o el contorno de los ojos, párpados y ojeras, además de las líneas de expresión en el contorno de los labios y mejillas. Se recomienda una ingesta diaria de agua de al menos 8 vasos, entre horas para mejorar la humedad del cuerpo, y la elasticidad de la piel con una ingesta de betacaroteno y carotenos de los vegetales naranjas y de los de hojas verdes, así como del colágeno de los huevos y pulpas cristalizan del aloe vera.

Para el cuidado de la piel, una mascarilla de cosmética natural ideal para la protección solar, las arrugas, las manchas y demás problemas de la piel es mezclar los siguientes ingredientes:

- Una rama mediana de aloe vera, pelada.
- Tres cucharadas de miel de abeja.
- 1 clara de huevo.

Se mezclan todos los ingredientes en un recipiente, coloque sobre el rostro y cuello dejando actuar por 20 minutos y retire con agua tibia y toalla limpia. Puede conservar el sobrante en la refrigeradora para otra aplicación hasta por 24 horas.

La acumulación de tejido adiposo en algunas zonas del cuerpo de la mujer a medida que sufre el embarazo, la vida laboral, social y familiar intensa pueden traer una problema de sobrepeso y obesidad que se va acentuando siendo más difícil reducirla o adelgazar. Un proceso de adelgazamiento aplicado en los hábitos y un cambio de estilo de vida pueden mejorar la apariencia, la confianza en sí misma, la capacidad dinámica de realizar diversas actividades a la vez, como son el deporte y el estudio, y sobre todo de mejorar una vida sexual más prolongada y satisfactoria. En las mujeres de complexión delgada pueden haber una ingesta escasa de alimentos conocida como exógena, es decir carencia de ciertos alimentos, o endógena o secundaria debido a enfermedades orgánicas, y ayunos de motivación sicológica. Son característicos los cuadros de mal absorción por funcionamiento defectuoso del intestino delgado. También la gestación, la lactancia, las alteraciones hormonales por hipertiroidismo, cirugías y convalecencia son causas de pérdida de masa muscular que varían con la edad. Sin embargo, estadísticas demuestran que la mayoría de la población es obesa y requiere de una urgente implementación de medidas de concienciación social por campañas sociales y en medios de comunicación que buscan erradicar las altas tasas de muertes prevenibles con un estilo de vida más sano. Los planes de adelgazamiento voluntario no deben ser llevados a la ligera, sino por medio de dietas bien controladas, equilibradas por una inclusión de fuentes de nutrientes y suplementos, además de ejercicio físico. El riesgo de desnutrición selectiva esta presente en aquellos cuadros de dietas populares como las de los té, los de la piña que son acompañados con ayunos autodestructivos, y otros que no guardan relación alguna con los estándares de nutrición actuales deben ser evitadas. Las drogas anorexizantes como las anfetaminas conllevan un elevado riesgo de adicción en algunas pacientes que deben cuidar de los síntomas que como efectos secundarios conllevan a mediano y largo plazo a otros cuadros poco beneficiosos.

El aparato reproductor femenino puede verse afectado por diversas formas tumorales algunas de ellas de desarrollo maligno. El tumor de cuello uterino o cáncer cervical o cáncer de cérvix; representa la primera causa de muerte en la mujer según tasas de estudios a nivel mundial, y es seguido por el cáncer de mama. Se caracteriza por la formación de tejido a ambos lados, al final del conducto de la vagina y entre la entrada del útero. Los fibromas y tumores de los ovarios suelen tener un pronóstico más favorable. El examen de Papanicolau debe realizarse periódicamente en mujeres de 25 64 años. Mientras el diagnóstico sea más temprano, mayores serán las posibilidades de mejorarse con medidas terapéuticas, como la radioterapia o quimioterapia. El cáncer puede ser asintomático hasta estadios avanzados de la enfermedad. Si se encuentran células sospechosas, debe realizarse una biopsia en la que se analiza una muestra de tejido más grande para confirmar o descartar la existencia del cáncer.

Finalmente para culminar este análisis de los padecimientos más frecuentes en la última etapa de la mujer, describimos el climaterio, el cual es el periodo de la vida de la mujer en el cual pierde su capacidad reproductora, y es el preámbulo hacia su menopausia. Puede comenzar con una ausencia ocasional de la menstruación o bien con una ausencia definitiva desde el primer momento. Como consecuencia del cese de la ovulación que tiene lugar al inicio del climaterio, se produce un descenso de la producción de progesterona, que se libera en el cuerpo lúteo tras la ovulación, y un aumento relativo de estrógenos debido a ciclos anovuladores que van decayendo también los niveles de éstos otros. Para considerarse la llegada a la menopausia [308] , debe haber una falta definitiva del sangrado menstrual que se mantiene por un periodo mínimo variable de al menos nueve meses a un año. En casi todas las mujeres esta disminución de la producción estrogénica tiene lugar entre los 45 y los 50 años. La osteoporosis, o deterioro de la estructura ósea de la columna, es una señal del inicio de la menopausia, con sofocos y sudoración, acompañado en algunos casos de sequedad vaginal, ardor y dolor durante el coito. La ablación quirúrgica o la inutilización de los ovarios por otras causas pueden inducir una menopausia precoz a cualquier edad de la mujer. Estos trastornos se pueden tratar mediante la prescripción de terapia de sustitución hormonal, que lamentablemente se ha asociado a un riesgo mayor de cáncer endometrial. Antes se creyó que la depresión y trastornos emocionales acompañaban la aparición de la menopausia en la mujer, no obstante se cuestiona su consecución en la mayoría de los casos.

El tratamiento quirúrgico más drástico practicado en el sistema reproductivo femenino es la histerectomía. Esta es la extirpación quirúrgica del útero, y uno de los procedimientos quirúrgicos más frecuentes. Algunas veces se extirpa sólo el cuello y el cuerpo uterino; en otros casos se efectúa lo que se denomina una histerectomía total, en la que se extirpa el útero, el cuello, las trompas de Falopia y los ovarios. La histerectomía está indicada en un gran número de casos, que varían desde situaciones en las que la vida está amenazada como cánceres, tumores fibrosos, sangrado excesivo y hemorragias incontrolables, afecciones inflamatorias pélvicas recurrentes o infecciones graves. Con la aplicación de esta operación, la mujer regularmente mayor de 40 años, no presentará menstruación ni podrá concebir un hijo.

Recetas saludables

La dieta desintoxicativa es una terapia propuesta por la medicina natural o alternativa a través de las plantas medicinales y frutas por poseer propiedades regenerativas únicas entre todos los elementos del reino vegetal y animal. Quienes alguna vez han escuchado sus efectos inmediatos, les han parecido cuestión de la magia ancestral nativa, de la brujería o de la fascinación ilusoria de algún grupo de personas. Pero muchos testimonios alrededor del mundo atestiguan de su infalible poder curativo desde Perú, pasando por la selva amazónica de Brasil, hasta China, India y el Mediterráneo. Estos conocimientos fueron reunidos por primera vez en el Theatrum Botanicum de Parkinson en 1640.

Debemos entonces reconocer que la botánica, como ciencia de los vegetales, ha aportado para la ciencia tradicional muchos fármacos no sintéticos que se extraen directamente de plantas, hojas, tallos y raíces que se cosechan y empacan para su conservación cuando los cambios climáticos afectan su producción.

La cualidad de depurar las toxinas producidas por el catabolismo de las células, que es la etapa de purificar los deshechos del cuerpo y principalmente la sangre, es una de las más importantes que poseen las plantas medicinales conocidas las cuales estimulan y producen efectos beneficiosos en el hombre. Si las toxinas no son eliminadas, con el tiempo se van acumulando y se precipitan hacia deficiencias en el funcionamiento de los órganos como el estómago, el hígado y los intestinos, y luego en graves enfermedades que afectan el sistema inmunológico con inflamaciones irregulares y sobrecargan la labor del bazo.

Las llamadas curas botánicas, son recetas comunes de la medicina alternativa que emplea bebidas naturales que se toman en la mañana y en ayunas, de una a tres veces al día, sin comer nada para que su efecto sea más eficaz. Se deben hacer siempre después de un largo periodo de enfermedad, vida sedentaria, consumo de bebidas alcohólicas, de fumar o de consumo de anabólicos artificiales y de medicamentos. No se deben acompañar de la toma de medicamentos ya que en algunos casos pueden darse interacciones por efectos secundarios contrarios a la curación esperada. Se debe evitar el consumo de bebidas alcohólicas. Algunas de estas son perjudiciales para personas con problemas del intestino grueso y embarazadas, como es el caso de la cura de uva y el té de ruda, que son curas tónicas respectivamente.

De las alternativas naturales para la cura los hay más comunes como la uva, el berro y el limón. La uva que es la baya redonda y jugosa de la vid, es un depurativo natural del tubo digestivo, que estimula la secreción de los jugos gástricos y pancreáticos, influye en la secreción de la bilis activando el hígado, así como posee una función laxante al disminuir las fermentaciones intestinales. También aumenta la producción de orina y regula la presencia de ácido úrico. Todo ello influye, tonificando el núcleo cardiaco e incita el apetito, disminuyendo la fatiga. Ello repercute en la salud de personas con enfermedades como la anemia, arteriosclerosis, artritis, gota, hemorroides, hipertensión, enfermedades hepáticas, problemas nerviosos, obesidad, soriasis y reumatismo.

El berro, que es una planta acuática de clima templado, es recogido antes de su floración y su hoja es usada como condimento de ensaladas en la alimentación. Como verdura de hoja verde tiene mucha vitamina A y C, y ácidos depurativos de la sangre. Es utilizado en curas de personas que padecen el hábito de fumar o beber, ayudando a eliminar el deseo de hacerlo. Ayuda también en otras como la tos, fiebre, delgadez o bajo peso, así como problemas del corazón y ritmo cardiaco y de los nervios.

El limón es un cítrico excelente para depurar la piel de várices y manchas faciales. Su contenido es ácido ascórbico previene hemorragias bucales, alivia el reumatismo y artritis, y estimula la cicatrización de la piel de los labios y heridas como regula el ph o acidez en las molestias de la mujer.

Las menos conocidas son las raíces de la zarzaparrilla y la cola de caballo, y también el tallo de la planta de la uña de gato. La zarzaparrilla es una planta de la cual se extrae la raíz para hacer la infusión de su té que sirve para la artritis, reumatismo y gota para las personas con problemas articulares e inflamaciones. La cola de caballo, por su nombre vegetal sirve para dolencias hemorrágicas respiratorias, estomacales y menstruales, así como en problemas hepáticos y renales. Del tallo de la hierba llamada Uña de gato se extrae otra infusión que se cree tiene propiedades regenerativas del sistema inmunológico como en el cáncer primario en tratamiento y hasta el uso en pacientes que padecen el síndrome de inmunodeficiencia adquirida, SIDA. Así como enfermedades de la mujer como várices, complicaciones menstruales y fibromas, y deficiencias renales.

Para el tratamiento urgente de intoxicaciones alimentarias cuando existe en el paciente síntomas como acidez al paladar, vómito, palpitaciones cardiacas y erupciones cutáneas tras ingerir alimentos o sustancias nocivas, se recomienda un antídoto natural que impide la absorción del veneno al organismo y consiste en mezclar pan quemado y hacer ingerir al paciente intoxicado junto con leche de magnesia disuelta en una taza de té fuerte.

BATIDO INMUNOLÓGICO

EFECTOS METABÓLICOS : Los aminoácidos, como el acemanano, contenido en las hojas de aloe vera son eficaces en el tratamiento de muchas enfermedades del sistema inmunológico como la gripes y resfríos, leucemia, la arteriosclerosis y el SIDA.

INGREDIENTES :

1 litro de malta

3 cucharadas de azúcar morena

3 cucharadas de polen de flor ó/ onzas de miel

1/2 libra de zanahoria picada

2 hojas medianas de aloe vera o sábila

1 limón

1 ramita de apio picado

14 cápsulas de vitamina del complejo B (en frasco aparte)

PROCEDIMIENTO :

En una tabla de picar se cortan en tajadas la zanahoria, las hojas de aloe vera y el apio. Se echan en una licuadora junto a la malta, el polen o miel y la azúcar. Se coloca un colador encima de la jarra y se exprime el jugo del limón. Se retira el colador, se tapa y se licua.

Se beben, junto a una tableta diaria de complejo B, con dos o tres tazas diarias de la bebida por 3 a 14 días, dependiendo de la mejoría.

BATIDO DE FRUTA

EFECTOS METABÓLICOS: El alto contenido vitamínico de las verduras de hoja verde y más bajo en otros elementos como el nitrógeno y alcaloides, junto a la Vitamina A contenida en el yogur, activan la linfa del organismo, regenerando nuestras células blancas.

INGREDIENTES :

2 Yogur medianos del sabor de preferencia

1 Limón,

1 Fruta de preferencia (banana, fresa, manzana, kiwi)

20 gramos del corazón de un repollo blanco picado

3 Cucharadas de azúcar

1 Pizca de sal

1 Taza de agua helada

Taza de leche semi-descremada

Cucharadas de avena en hojuelas al gusto

PROCEDIMIENTO : En una tabla de picar se cortan en tiras o julianas el repollo y se coloca dentro de la licuadora con la leche, el agua y los yogures. La avena, la pizca de sal, y la azúcar. Se coloca un colador sobre la licuadora y se exprime el jugo del limón. Se retira el colador y se licua.

Se beben dos tazas diarias por un (1) día.

BATIDO DIURÉTICO

EFECTOS METABÓLICOS : Los componentes nutritivos de los hidratos de carbono contenidos en la manzana y la lechuga, se combinan creando un potente tónico que junto a las sales, minerales y azúcares estimulan y regulan el funcionamiento digestivo, de la vesícula y el hígado.

INGREDIENTES :

1 lechuga mediana fresca

1 Manzana roja

3 Tazas de leche semi descremada

4 Cucharadas de miel o azúcar morena

1 Pizca de sal o bicarbonato de sodio

PROCEDIMIENTO :

Sobre una tabla de picar cortar en trozos el lechuga y la manzana, de preferencia con la cáscara. Añadir con la leche, la miel o azúcar y pizca de sal. Licuar de 1 a 2 minutos. Beber frío como refresco después de la cena.

BATIDO ANTIOXIDANTE

EFECTOS METABÓLICOS :

Las propiedades de la zanahoria son excelentes, ya que el caroteno contenido en su fibra anaranjada contiene vitamina A y grasa y tiene gran importancia para la salud de la vista, piel y tracto intestinal. La fibra o almidón de las frutas sirve para regular las funciones intestinales y evitar diarreas. Los antioxidantes y la vitamina C de la naranja completa una bebida con muchos nutrientes requeridos en grandes cantidades.

INGREDIENTES :

1 cucharada de Cúrcuma

½ Libra de zanahoria picada

3 naranjas

2 Cucharadas de azúcar o miel de abeja

1 Pizca de sal

2 Tazas de agua

PROCEDIMIENTO :

Licuar todos los ingredientes con el jugo colado de las naranjas. Tomar como bebida con las comidas.

BATIDO ENERGIZANTE

EFECTOS METABÓLICOS :

La remolacha contiene gran cantidad de calorías y azúcares, así como vitamina A y C, algo de proteína y grasas. Las mismas que ayudan a tener energía y aumentar la masa muscular.

INGREDIENTES :

2 remolachas rebanadas

1 Naranja o guineo

3 Cucharadas de azúcar morena o miel de abeja

1 Pizca de sal

2 Tazas de agua

1 Taza de cebada pre cocida al horno o microonda

1 cucharada de manís

PROCEDIMIENTO :

Se pican las remolachas y se exprime el jugo de naranja o el guineo (la de preferencia). Se añade el agua, la azúcar, sal, el maní, la cebada precocida y se bate en la licuadora. Se beben dos tazas diarias entre las comidas.

BATIDO TONIFICANTE

EFECTOS METABÓLICOS :

El helado es una golosina rica en grasas lácteas ideal para atraer cualquier paladar, pero comida combinada suele ser más saludable. Las grasas saludables de los frutos secos a veces son duros y difícil de ingerir enteros, por lo que licuados son usados para darle un mejor sabor a las ensaladas de frutas se mezclan para crear un aperitivo con hidratos de carbono y azúcares ideal para cualquier hora del día.

INGREDIENTES :

2 Tazas de helado del sabor de preferencia

1/2 Taza de guineos o bananos

1/2 Taza de piña

1/2 Taza de bayas o kiwis

1/2 Taza de frutas secos (almendra, nueces y pistacho)

PROCEDIMIENTO :

Se lavan y pican todas las frutas y se pican en trozos. En una licuadora se juntan todos los frutos con el helado y listo. Se pueden acompañar con galletas integrales.

BATIDO ADELGAZANTE

EFECTOS METABÓLICOS :

Los cereales son una rica fuente de vitaminas del complejo B, que deben de ser consumidas a diario, así como de fibra para evitar muchas enfermedades.

INGREDIENTES :

1 Cucharada de chia

1 Cucharada de Linasa

1 ½ Tazas de cereal integral

1 ½ Tazas de leche semi-descremada

1 Cucharadas de azúcar

Pasitas al gusto

PROCEDIMIENTO :

Se baten todos los ingredientes en la licuadora y refrigerar para servir frío.

GALLETAS DE MANÍ Y PASAS

RECETAS DE POSTRES

RINDE: De 18 a 24 galletas regulares.

EFECTOS METABÓLICOS:

La semilla del maní junto a las pasitas hacen una potente combinación rica en energía y grasa no saturadas.

INGREDIENTES //

4 tazas de harina de trigo (1 libra)

1 ½ tazas de azúcar

2 y ½ barras de margarina light

3 huevos

1 taza de manís pelados

2 tazas de pasitas

1 cucharadita de polvo de hornear o bicarbonato de sodio

2 cucharadas de vainilla

PROCEDIMIENTO //

1- Precalentar el horno a 350° F. Derretir la margarina light al calor del microondas o sobre una olla. 2- En la licuadora se trituran las pasitas a media velocidad y se dejan a un lado.

3- En un recipiente hondo o bol se ciernen; o pasan por colador, uno a uno todos los ingredientes en polvo: la harina y el polvo de hornear para deshacer grumos.

4- En el recipiente de la batidora se baten la mantequilla, los huevos, la vainilla y la azúcar, hasta que se unan bien. Sobre el mismo recipiente se va añadiendo la harina ya cernida y las pasitas trituradas, batiendo hasta que se forme una mezcla dura y compacta para galletas.

5- Engrasar, con la media barra de margarina restante, una bandeja para galletas o con aceite de girasol o soya.

6- Con una cuchara se colocan sobre la bandeja, una por una porciones de mezcla de galleta en bolitas hasta llenar los espacios. Inmediatamente se toman los manís y se colocan las semillas al gusto, una a una sobre cada galleta.

7- Introducir la bandeja en el horno precalentado y dejar hornear por 10 a 12 minutos.

8- Remover del horno y dejar enfriar la bandeja antes de despegarlas. Repetir los procedimientos 5, 6 y 7 con el resto de mezcla.

GALLETAS DE CANELA

RINDE: De 12 a 20 galletas regulares.

EFECTOS METABÓLICOS:

La canela es un estimulante natural del sistema digestivo y muscular. La manzana es una fruta rica en fósforo a la que se le atribuyen propiedades para combatir la anemia, neutralizar el colesterol y evitar el insomnio.

INGREDIENTES //
4 tazas de harina de trigo (1 libra)
1 taza de azúcar morena
2 y ½ barras de margarina light o baja en grasas
2 huevos
1 y ½ cucharadas de leche en polvo
2 cucharadas de canela molida
2 manzanas rojas picadas en trocitos con su cáscara
1 cucharadita de polvo de hornear
2 cucharadas de vainilla

PROCEDIMIENTO//

1- Precalentar el horno a 350° F. Derretir la margarina light al calor del microondas o sobre una olla. 2- En la licuadora se trituran las cáscaras de las manzanas y se dejan a un lado. Las manzanas peladas, se pican en trocitos pequeños.

3- En un recipiente hondo o bol se ciernen; o pasan por colador, uno a uno todos los ingredientes en polvo: la harina, el polvo de hornear y la canela para deshacer grumos.

4- En el recipiente de la batidora se baten la mantequilla, los huevos, la vainilla y el azúcar, hasta que se unan bien. Sobre el mismo recipiente se va añadiendo la harina ya cernida y las cáscaras trituradas con las manzanas picadas, batiendo hasta que se forme una mezcla dura y compacta para galletas.

5- Engrasar, con la media barra de margarina restante, una bandeja para galletas o con aceite en spray.

6- Con una cuchara se colocan sobre la bandeja, una por una porciones de mezcla de galleta en bolitas hasta llenar los espacios.

7- Introducir la bandeja en el horno precalentado y dejar hornear por 10 a 12 minutos.

8- Remover la abndeja del horno retirar con utencilio plano y dejar enfriar la bandeja antes de despegarlas. Repetir los procedimientos 5, 6 y 7 con el resto de mezcla.

GALLETAS DE JENGIBRE

RINDE : De 12 a 20 galletas regulares.

EFECTOS METABÓLICOS :

El jengibre es un tubérculo que da un sabor picante ligero y peculiar a las recetas. Estimula el sistema respiratorio, inmunológico, digestivo y reproductor femenino.

INGREDIENTES //

4 tazas de harina de trigo (1 libra)

1 ½ tazas de azúcar ó 2 tazas de miel ó raspadura rallada

2 y ½ barras de margarina light o baja en grasas

3 huevos

4 cucharadas de ralladura de jengibre

2 cucharada de jengibre molido

5 cucharadas de leche en polvo

1 cucharadita de polvo de hornear

2 cucharadas de vainilla

PROCEDIMIENTO //

1- Precalentar el horno a 350° F. Derretir la margarina light al calor del microondas o sobre una olla. 2- Con un rayo se desmenuzan la raíz de jengibre hasta obtener las 4 cucharadas.

3- En un recipiente hondo o bol se ciernen; o pasan por colador, uno a uno todos los ingredientes en polvo: la harina, el polvo de hornear y la canela para deshacer grumos.

4- En el recipiente de la batidora se baten la mantequilla, los huevos, la vainilla y la azúcar, hasta que se unan bien. Sobre el mismo recipiente se va añadiendo la harina ya cernida y la ralladura de jengibre, batiendo hasta que se forme una mezcla dura y compacta para galletas.

5- Engrasar, con la media barra de margarina restante, una bandeja para galletas o con aceite en spray.

6- Con una cuchara se colocan sobre la bandeja, una por una porciones de mezcla de galleta en bolitas hasta llenar los espacios.

7- Introducir la bandeja en el horno precalentado y dejar hornear por 10 a 12 minutos.

8- Remover del horno y dejar enfriar la bandeja antes de despegarlas. Repetir los procedimientos 5, 6 y 7 con el resto de mezcla.

STRUDEL DE FRUTOS SECOS

EFECTOS METABÓLICOS :

Los frutos secos son frutos necesarios para una dieta balanceada. Su sabor es especial y su valor nutritivo en carbohidratos y proteínas la hacen ideal para combinar con postres, además de ser combinado con un antioxidante como el chocolate producido del cacao.

INGREDIENTES PARA LA PASTA //
2 tazas de harina
½ cucharadita de sal
1 cucharada de azúcar blanca
1 ¼ tazas de mantequilla baja en grasas
1 huevo
¼ taza de leche semi-descremada
zumo de la mitad de un limón

PARA EL RELLENO //
2 Libras de frutas de Noni
½ taza de azúcar morena
½ taza de almendras

½ taza de uvas o piñones
½ taza de pasitas
5 cucharadas de chocolate en polvo
1 cucharadita de canela
½ taza de galletas desmenuzadas
2 cucharadas de ron de cocinar

PARA LA CUBIERTA //
2 cucharadas de harina
½ cuarto de mantequilla
1 cucharada de mermelada
1 yema de huevo

PROCEDIMIENTO //

1- Comenzar la pasta mezclando la harina, sal, azúcar, mantequilla, zumo de limón y huevos. La leche se añade poco a poco hasta alcanzar la dureza y firmeza de la pasta.

2- Pelar las nonis, quitarles el corazón y cortarlas en láminas bien delgaditas o transparentes. Mezclarlas en conjunto con las uvas, las pasitas, el chocolate en polvo, la canela, la azúcar, las galletas desmenuzadas y el licor.

3- Enharinar una servilleta y coloca encima la pasta. Extenderla con el rodillo hasta un espesor de 3 a 4 milímetros. Distribuir sobre la pasta la mantequilla derretida con una cucharita o pincel y después la mermelada.

4- Poner el relleno poco a poco sobre la mitad de la pasta. Envolver la pasta con el relleno dentro, curando su forma de embudo (tomarlo por la servilleta para que la pasta no se rompa).

5- Con la ayuda de la servilleta, colocar el strudel en un molde engrasado y espolvoreado con harina. Pintar la superficie con la yema de huevo y con la manrgarina derretida que haya quedado.

6- Hornear a nivel medio de 40 a 45 minutos, hasta que la superficie esté dorada y retirar el molde.

CRUMBLE DE MANGO Y PIÑA

RINDE : 8 porciones.
EFECTOS METABÓLICOS : El mango maduro es un fruto delicioso rico en ácidos, pero acompañarlo con la piña lo ayuda a digerir sin molestias digestivas como a veces producen, haciéndolos otra opción de postre balanceado.

INGREDIENTES PARA EL RELLENO //
1 y 1/2 libras de mango bien maduro
1 y 1/2 libra de piña
1/3 taza de azúcar blanca
2cucharaditas de canela molida
1cucharadita de jugo de limón

PARA LA CUBIERTA //
1 taza de harina
1 taza de azúcar morena
1 pizca de sal
1 barra de margarina baja en grasas derretida

PROCEDIMIENTO //
1- Precalentar el horno a 375° F./
2- Pelar los mangos y la piña y mezclarlos en un tazón plano y de vidrio, con la azúcar, la canela y el jugo de limón.
3- En otro tazón mezclar la harina, el azúcar morena y la sal. Mezclarlos con las frutas y añadir la mantequilla y unir los ingredientes con un paletón , hasta que quede grumosa.
4- Hornear por 45 minutos y dejar hasta que esté dorado.
5- Retirar y dejar enfriar. Se puede servir de inmediato acompañado de helado de vainilla.

PASTEL DE MAÍZ Y QUESO
RINDE : 12 porciones.

EFECTOS METABÓLICOS //

El maíz es un grano rico en carbohidratos y proteínas que ayudan a desarrollar la masa muscular. Acompañado con el queso crema lo complementan con vitamina A y grasas lácteas no saturadas.

INGREDIENTES PARA LA BASE //
3 y ½ Tazas de harina de trigo
4 tazas de maíz entero pre cocido
¼ taza de aceite vegetal o de girasol
1 ½ tazas de azúcar morena
½ cucharadita de sal
1 y ½ cucharada de polvo de hornear
6 huevos
½ taza de agua
½ barra de margarina, aceite o spray para engrasar

PARA LA CUBIERTA //
2 Envases regulares de queso crema (3 onzas cada uno)
1 libra de queso amarillo cremoso o mozzarella, entero y sin rebanar (puede ser opcional media libra de cada uno)
½ taza de leche evaporada
1 huevo
3 cucharadas de maicena de fécula de maíz
½ cucharadita de sal

PROCEDIMIENTO //
1- Precalentar el horno a 350° F.

2- En un recipiente hondo o tazón se ciernen; o pasan por colador, uno a uno todos los ingredientes en polvo: la harina, el polvo de hornear y la sal para deshacer grumos.

3- Se bate en la licuadora el maíz entero precocido con la media taza de agua.

4- En el recipiente de la batidora se baten el aceite, los huevos, y la azúcar, hasta que se unan bien. Sobre el mismo recipiente se va añadiendo el maíz cocido batido y la harina mezclada, batiendo hasta que se forme una mezcla espesa y compacta para el dulce.

5- Se baten el queso crema con el huevo, la maicena, la leche y la sal para la cubierta.

6- Con un rallo se desmenuza la libra de queso (sin rebanar).

7- Engrasar, con la media barra de margarina restante, un pirex de vidrio (de 9 pulgadas de diámetro) o con aceite en spray.

8- Se vacía la base de maíz sobre el pirex, luego de coloca con cuidado de que no se vaya al fondo todo el queso rayado. Seguidamente se añade la cubierta de queso crema.

9- Introducir la bandeja en el horno precalentado y dejar hornear por 40 a 45 minutos.

10- Remover del horno y dejar enfriar el recipiente antes de servirlo. Decorar con almendras, una rama de perejil y unas dos cucharadas de margarina derretida, como opción.

BARRAS DE GRANOLA

EFECTOS METABÓLICOS :

Los granos y cereales son alimentos ricos en vitaminas del complejo B, que al mezclarse con el huevo y el maní hacen una tripleta completa de energía, nutrientes y grasas no saturadas para el equilibrio de las funciones del organismo.

INGREDIENTES :
1 tazas de harina de trigo
1 Barra de mantequilla
1 taza de azúcar morena
2 yemas de huevos
1 taza de chocolate en polvo
½ taza de hojuelas de avena
½ taza de cebada en hojuelas
½ taza de cereal de arroz

½ taza de cereal de maíz

½ taza de manís picados

½ taza de salvado de trigo

½ taza de nueces o almendras picadas

1 taza de cereal integral

1 taza de pasitas

½ taza de miel de abeja (para barnizar)

1 taza de mermelada de fresa o sabor de preferencia

PROCEDIMIENTO :

1- Mezcle la harina con la mantequilla derretida, las yemas de huevo y el azúcar, batiendo bien.

2- Añada los ingredientes restantes comenzando con la crema de arroz y la de maíz, bata hasta que se fusione.

3- Trabaje con la mano para formar los grumos y continuar ahora con el salvado de trigo, el chocolate, las hojuelas, las nueces o almendras, el maní y las pasitas.

4- Cubra un molde refractario con papel de cera y presione la mezcla hasta cubrir toda la mezcla del molde.

5- Hornee a 350° F por 15 minutos.

6- Retire y deje reposar por 30 minutos. En un licuadora seca triture el cereal integral. Añada una capa de miel de abeja y luego de la mermelada de fresa. Esparza el cereal sobre la base hasta cubrirla.

7- Hornee ahora por 225° F para que dore.

8- Retire, desmolde y póngalo a refrigerar por unas horas.

9- Ya fría, corte en barras largas y sirva.

Artículos de nutrición

"¿POR QUÉ ES NECESARIO CUIDAR DE SU NUTRICIÓN?

"Es vital que usted cuide de su nutrición.
Sus alimentos serán como la fuente
del elixir de la eterna juventud.
Es intentar enfermar menos,
para vivir más y mejor".

Retomamos este blog en este 2014 para compartir información de bienestar y salud para todos ustedes.

El boom de la nutrición está llegando a su clímax. Solo observemos los medios de comunicación por una hora. Por ejemplo, la prensa escrita y las revistas, siempre nos están presentando artículos y entrevistas de toda clase en que se amplía información actualizada y reciente de los miles de tópicos. Estos tienen un solo punto en común: nuestra cultura, nuestro estilo de vida.

Ello comenzó a afianzarse como un estereotipo capitalista, hace mas de 30 años en que se introdujeron al mundo comercial internacional diversidad de productos que intentan mejorar nuestra apariencia, hacernos más atractivos y por si fuera poco; más jóvenes. Los valores estéticos están haciendo de nuestra vida lo que quieren, ubicándoles en ocasiones por encima de los valores intelectuales y espirituales. Son siempre lo esencial, la primera impresión.

La lucha es realmente contra el envejecimiento, que significa una repercusión equitativa a nuestros hábitos, igual a la degeneración natural de todo ser humano, sin distinción de edad, sexo o clase social.

Para empezar a preocuparnos hasta horrorizarnos, simplemente recordemos los titulares más interesantes de los últimos meses: Aumento de la obesidad en la población mundial, Detección de casos de cáncer en humanos y animales, Cambios climáticos que perjudican los cultivos en muchos países, Descontrol del ciclo del nitrógeno y el selenio de los suelos en la naturaleza y Descubrimiento de nuevas enfermedades epidémicas a nivel mundial: el AH1 N1.

Lo que se debe conocer y poner en practica

"Sólo los fuertes sobreviven" dicta una máxima del pasado. Y si imitar es uno de los enunciados de la estética, que es de los más aceptados por la mayoría, como rama de la filosofía aristotélica, entonces no tengamos duda de que somos, de vez cuando y de una u otra forma, víctimas de estas tendencias.

La alimentación es uno de los valores vitales como lo es el vestir y la vivienda. Para no ir tan lejos vasta recordar al filósofo francés Henri Bersong quien definió a ésta ciencia como "el uso de la inteligencia para crear un sistema de símbolos que describa la realidad aunque el mundo real la falsifique."

"MITOS Y VERDADES DE GANAR Y PERDER PESO

"Después de mi experiencia personal
con anabólicos orales, de aquellos
batidos calóricos con esteroides artificiales
que se venden en tiendas de suplementos,
puedo testificar más allá de lo que
anteriormente escribí sobre este controversial tema".

Seguimos con ésta crítica y denuncia positiva sobre el tema de nuestra salud y bienestar. Y es que según otros escritores web comentan, este tema ya no está siendo costeado por millonarios laboratorios de investigación para su mejor estudio. Sino que solamente se advierten sus riesgos.

Para conocerlo no hace falta ser médico, nada más con ser un asiduo lector u observador, basta. Para aquellos que han tomado la decisión de seguir los consejos descritos en el primer artículo de esta serie, es necesario ahora conocer mucho más de lo que pasa después de haber comenzado a seguirlos.

Desde luego que los efectos secundarios a la larga son en cierta medida negativos para nuestra salud. Prácticamente todos los medicamentos los tienen, y quien no lo crea sólo tome las cajetas de los medicamentos que toma y dé una concienzuda mirada a lo que se dice, en Internet o en directorios de farmacología, quienes con honesta claridad por parte de los propios laboratorios productores, de las capsulas, jarabes y demás medicinas que usted frecuenta, lo advierten. Todo parece así tener un lado bueno, pero otro malo.

El balance del nitrógeno

Cuando reemplacé mis habituales vitaminas de infancia por los anabólicos esteroides, incentivado por su promesa de que ayuda a ganar vitalidad y peso muscular, no imaginaba si quiera los efectos que tendría el no haber anotado las rápidas recomendaciones del fornido vendedor. Puede parecer cómico ahora, pero no lo fue.

En uno de los links que podemos buscar en la red aparece este comentario:

"Los efectos anabólicos del decanoato de nandrolona están reflejados en un balance positivo del nitrógeno. El nitrógeno es parte de la proteína, Deca Durabolín causa que la célula del músculo almacene más nitrógeno del que libera, como resultado se logra un balance positivo de nitrógeno. Un balance de nitrógeno positivo es sinónimo del crecimiento del músculo debido a que la célula del músculo, en esta fase, asimila una cantidad más grande de proteína que la usual."

Cuando los usé no sabía que el USO CONTINUADO de estos compuestos contenidos en los batidos tenía un periodo límite de 8 a 9 semanas, es decir dos meses y medio. Yo los tomé por un periodo de más de 4 meses y luego los dejé, porque como ellos mismo advierten, me sucedió que ya no sentía el efecto de antes. Lo peor de todo es que nunca gané masa muscular suficiente, porque sencillamente reduje la dosis recomendada al notar que en ocasiones su consumo me desataba un extraño estado de palpitaciones y taquicardia, que no sé si siempre son normales. O son otro de los efectos a mi alergia a los alimentos.

En la misma página se advierte lo siguiente: "En el momento que notéis que los progresos se ralentizan hasta el punto de ser poco relevantes, debéis suspender la toma y descansar unos meses. Desgraciadamente, la prisa por obtener resultados espectaculares y la inconsciencia de que hacen gala algunas personas conducen a situaciones que podríamos calificar como mínimo de irresponsables y absurdas. Nada puede sustituir al entrenamiento duro, la correcta alimentación, el descanso, la motivación y la constancia."

Para resumir, debemos saber que incluso estos novedosos y sorprendentes tratamientos de culturismo físico, ya sean de los costosos o de los más económicos, necesitan de una alimentación balanceada; es decir con TODOS los grupos de alimentos. En mi caso el ciclo del nitrógeno se manifestó con el mismo episodio pasado de fatigas crónicas, indicios de sobrepeso, estrés, somnolencia y luego falta de apetito. Pero ello no significó el comienzo de una hepatitis, sino una notable ausencia de éste nutrimento junto a otros minerales como el selenio y el sílice en los alimentos de mis comidas regulares. Para quien los quiera anotar, basta con añadir al carrito del super mucha hoja verde en ensaladas como el repollo, la espinaca, alcachofa y el ajo; además de té, como el té verde y la cola de caballo, disponibles en tiendas o farmacias de medicina alternativa.

"CUANDO EXIGIMOS MÁS A NUESTRO CUERPO"

"Los ligeros síntomas corporales
que padecemos a diario
y se manifiestan recurrentemente
en nuestra vida en un corto o largo plazo,
son sin duda señales".

Dolor es definido como la sensación aflictiva y molesta de una parte del cuerpo por causa interior o exterior.

Son las terminaciones nerviosas o receptores que se encuentran desde la piel hasta distribuirse por todo el cuerpo, con grados se sensibilidad variables, las que nos avisan. Recordemos el primerísimo efecto que experimentamos algunas de las tantas veces en que sentimos dolor. Ya sea por una causa externa o interna, siempre ha sido un estímulo mecánico que a través de las fibras nerviosas llegó hasta nuestro cerebro para indicarnos que nuestra espalda; por ejemplo, ya no contaba con la fuerza suficiente para seguir trabajando.

Aunque también se cree que los dolores corporales se reflejan a otras partes del cuerpo, por ejemplo de la espalda hasta el tórax luego de un periodo de reflexión que afectó el bazo, con sensación de angustia. Incluso pudo tratarse de que un virus reproducido ya en el interior de nuestra boca nos hacia pensar en la necesidad de conseguir un analgésico.

Lo primero que hacemos cuando la causa de esa conmoción o sobresalto es interior, es ignorarla, sin embargo, no es hasta que el dolor o molestia persiste que tomamos alguna decisión precisa para solucionarla. Ir al médico es la más común, y sabemos que sin duda son la mejor opción. Pero qué sucede cuando no lo hacemos, acaso, ¿se podría saber con antelación qué órganos se ubican en el área en que percibimos dolor?

Cada dolor es una enfermedad diferente

Quizás quienes no hemos tenido una relación directa con el área de la ciencia no sepamos aún de la importancia que tiene el sistema inmunológico en nuestro cuerpo, cuál es su función y como debemos potenciar su capacidad de protegernos de las enfermedades que pululan en derredor.

Al destruir los agentes patógenos que encuentra en el flujo sanguíneo nos defiende de enfermedades auto inmunes como las alergias, otras que son hereditarias o congénitas y benignas, pero otras como el cáncer y el SIDA son mortales y aún continúan siendo objeto de estudio.

Las vitaminas, junto a las proteínas, grasas, hidratos de carbono y minerales, son los anabólicos naturales que a través de nuestra alimentación, nos suministran los nutrientes esenciales para mantener una buena salud y tener un desarrollo normal. La fuente natural para obtener las vitaminas, es llevar una dieta balanceada y completa, es decir que reúna todos los grupos alimenticios de la pirámide alimenticia, según su proporción: carnes y derivados; frutas y verduras; granos y cereales; y minerales. Pero usted debe saber que en los casos de las personas que no llevan una dieta óptima ya sea porque no pueden incluir algún alimento por causas alérgicas, cuyo estado de salud fluctúa constantemente, aquellos que hayan salido de una cirugía, o quienes simplemente acostumbran saltarse las comidas por falta de apetito u otra razón, comen demasiados alimentos procesados, quienes hacen dietas para peder peso, quienes tienen el hábito de fumar o beber y hasta personas de avanzada edad; pueden estar requiriendo del uso de los suplementos vitamínicos.

Además es importante señalar que a lo largo de nuestras vidas, nuestro organismo va requiriendo de diferentes niveles de ingesta de ciertos nutrientes. Por ejemplo, los bebés y los niños que están en constante crecimiento, necesitan de una nutrición alta en calcio y vitaminas A y D. En la adolescencia, se acostumbra a veces a descuidar la alimentación regular por la comida chatarra por ser más apetitosa lo cual también puede traer deficiencias nutricionales. A partir de la madurez nuestros hábitos alimenticios fluctúan por diferentes causas, y ya en la vejez, nuestro organismo comienza a perder la capacidad de absorber ciertos nutrientes.

Recientemente organismos internacionales como la Organización Mundial de Salud y la FAO, evalúan los niveles máximos establecidos (o ULs), para el hierro, vitamina A y B12 y los folatos, por los factores de riesgos que conllevan su alta ingesta. Esto se hace con el fin de establecer niveles de ingesta normados internacionalmente. Con esto se busca ir más allá de la "ingesta diaria recomendable" (RDI, en sus siglas inglesas). Y tal es la importancia que se les ha otorgado, que se sugiere considerarles ya alimentos en lugar de fármacos. Conocer más acerca de las funciones de cada una de las vitaminas puede ayudarnos a disminuir, en cierta medida, nuestras frecuentes visitas al médico, al identificar, por nuestros propios síntomas, qué insuficiencia vitamínica estamos teniendo.

Cuando aparecen enfermedades

En el caso de que suframos calambres en las piernas o experimentemos molestias cardiacas, podría ser que tengamos una carencia de vitamina B1 en nuestra dieta. Alteraciones del sistema nervioso, mareos y depresión, reflejan falta de la B2. Las hemorragias y caídas de dientes se ha demostrado que dependen del consumo de vitamina C, no así de su consumo para prevenir resfríos. La carencia de la vitamina D se manifiesta en el raquitismo. Y la carencia de hierro frecuentemente causa anemia, especialmente en las mujeres. Por estas razones debemos saber que incluir vegetales de hoja verde y amarilla, frutas, así como el hígado, huevos y cereales; son los alimentos más ricos en estas vitaminas. Si usted es de aquellos que descuida con frecuencia el valor nutricional de lo que lleva a su boca, debería considerar hablar con su médico sobre incluir los suplementos vitamínicos en su alimentación.

"LAS MIL Y UNA DIETAS

Las escuchamos de todos lados, las leemos de libros y revistas, o en el trabajo, o nos las cuenta nuestro mejor amigo. Pero hay mucho que se ignora detrás de la expresión: "Me funcionó esta dieta, te la recomiendo". Y es que a pesar de que su origen es incierto, no vacilamos nunca para probarlas, desconociendo que muchas de estas propuestas de adelgazamiento no siguen las pautas mínimas de una alimentación balanceada y se hacen sin control médico. Incluso, en el peor de los casos pueden ser el detonante para caer en enfermedades tan graves como la bulimia y la anorexia.

Las dietas son técnicas de adelgazamiento voluntario. Las hay de todos los colores, sabores y duración. No hay duda que con el paso de los años no dejan de ser una práctica necesaria para muchos individuos que ven en ellas una esperanza para recuperar su peso normal.

Seguramente hemos escuchado de alguno de sus llamativos nombres, como la dieta de Atkins, la de Scardale o la dieta de Montignac y la de Barry Sears. Todos ellos famosos nutricionistas que en los últimos años han revolucionado los hábitos alimenticios de muchas personas en el mundo, entre ellas, conocidas celebridades. También está la dieta de la oficina, la de las alcachofas, y así la lista sigue hasta encontrarnos con otras tan inverosímiles como la dieta de la Luna, basada en la influencia del astro sobre los líquidos que ingerimos.

Lo malo de las dietas

Mientras unas permiten comer unos alimentos, otras prohíben otros que no se deben comer juntos. Algunas hacen énfasis en el consumo de carbohidratos; como las verduras, vegetales y frutas. Entre éstas, la dieta de la sopa de tomate, por sus pocas calorías, con la que se pueden rebajar hasta siete kilos en una semana, permitiendo comer arroz integral y café. La dieta Montignac va en contra de todos los hidratos de carbono como el arroz, pastas, pan y patatas. Así como prohíbe comer las frutas después de las comidas. Otras dietas como la antidieta, es una de las menos recomendadas ya que al evitar el consumo de carbohidratos, aumenta el nivel de ácido úrico y colesterol. Contrariamente, otras incluyen el consumo de hidratos de carbono puros, como la miel, el azúcar y las mermeladas que nos proveen de calorías que nos dan energía suficiente como en las dietas del deportista y la sicológica. En el caso de las grasas, los únicos que se permiten son el aceite de oliva, el aguacate y otros similares. Por último están las dietas que ponderan el alto contenido de proteínas animales en sus regimenes, como las carnes y quesos, sobre las grasas y carbohidratos.

Curiosamente las más conocidas de este tipo en Norteamérica son las dietas de la clínica de mayo, la Scardale, "la zona" y la más reciente popularizada; la dieta "Oh my Good" OMG.

Fibra, lo esencial

Con frecuencia cuando nos decidimos a hacer una dieta, fácilmente nos decepcionamos al darnos cuenta de que la cantidad de lo que comemos no nos brinda la sensación de llenura y seguimos en sobrepeso. Y es que hay un complejo hidrato de carbono que nunca debe faltar en todo menú y es la fibra dietética o polisacáridos no almidonosos (PNA). Éstas son los restos de las paredes de las células vegetales. El 40% de los PNA están en los cereales a base de trigo y maíz. Su principal ventaja es que ayudan a mantener la sensación de llenura. Así como también ayudan a evitar problemas gastrointestinales. Por ello no olvide tenerlos como opción a su hora de la merienda.

"LOS SÍNTOMAS SON LA SEÑAL, CUANDO NUESTRO CUERPO AVISA

"El periodo inmediatamente previo

al descubrimiento y diagnóstico
de una enfermedad es de vital importancia".

Por ello debemos de concienciarnos y comenzar a informarnos de cada una de los síntomas de las enfermedades más familiares y hereditariamente predispuestas a cada uno de nosotros.

Según un estudio realizado en los últimos años en Estados Unidos, se considera que el 80% de las enfermedades de la piel son de origen psicosomático. Este término describe a lo que afecta a la mente; otorgándole la capacidad de actuar sobre el cuerpo o al contrario; del cuerpo a la mente. Por otro lado la hipocondría es una afección caracterizada por una gran sensibilidad del sistema nervioso con tristeza habitual y preocupación constante y angustiosa por la salud. Ambas descripciones nos acercan a lo que se conoce como medicina biológica y quiropráctica.

Los sentimientos, la personalidad y el dolor

El flujo de la sangre por los capilares superficiales de la piel es el más evidente reflejo que las emociones nos delatan. El rubor que se forma sobre la cara y cuello es un efecto de la ansiedad al ser la sangre impulsada hacia a la piel o, padecer hipertensión arterial es el estado agravante de ésta reacción cuando viene acompañada de estrés físico y mental.

El caso contrario es el palidecer, al ser la sangre impulsada hacia el interior de los músculos. La inseguridad o el miedo pueden dejarnos en evidencia en muchos momentos de la vida. La circulación deficiente en las manos puede provocar también los espasmos nerviosos de las conocidas "manos y pies fríos". Para esto los especialistas recomiendan, desenmascararse diciendo lo que realmente se trata de ocultar, por ejemplo en una reunión o ante una cita amorosa, luego basta con respirar hondo y relajarse.

En el caso de los dolores lumbares, el la parte baja de la espalda se dice que son producidos por llevar una vida sobrecargada al tratar de ser demasiado responsable. Equilibrar las actividades de manera racional y tomarse un descanso con una alimentación alta en calcio y hierro puede resolverlo. Acelerarse en lo que se dice y piensa, trae contradicciones a las personas. Tomarse una pausa y escuchar es lo mejor para evitar que la lengua, mal lavada probablemente, se atragante.

Finalmente podemos encontrar a un padecimiento urológico, que tiene relación con la seguridad durante el acto sexual con la pareja. Según especialistas la tensión experimentada provoca una predisposición a adquirir infección sobre el tejido vaginal en la mujer y en la uretra en los hombres.

"GRANDES NUTRICIONISTAS DE AYER Y DE HOY"

"Son hombres y mujeres
del área de la medicina y la ciencia
que han descubierto y comprobado teorías
valiosas para el mejoramiento de la vida humana
a través del consumo programado
de cada grupo de nutrimento".

Podríamos encontrar una lista de cientos de nutricionistas de todas partes del mundo que aportan sus conocimientos y conclusiones en el campo de la nutrición humana a la luz pública. Sin embargo son pocos los nombres que se recogen de las diversas corrientes y tendencias que han saturado los medios, a los comentarios y a las críticas con su animosa y durable difusión internacional.

En mi basta experiencia como lector y seguidor de estos informes, libros y artículos publicados de diversas fuentes; las cuales aunque a veces parecieran para algunos como "mentiras mal vendidas", pueden ahora ser corroboradas con creces por equipos médicos profesionales y expertos en la materia a través de los increíbles rostros rejuvenecidos de quienes los practican.

Ellos lo advierten y nosotros lo debemos saber

Cada uno de nosotros podemos ser nuestros propios jueces a la hora de comer. Afrontar los riesgos y combinar los nuevos descubrimientos de la ciencia mundial con una concienzuda responsabilidad de controlarnos, nos podría añadir o quitar años de nuestra propia expectativa de vida.

En este artículo escogimos tres de las propuestas dietéticas más populares de los últimos 45 años para destacar las buenas y las no tan buenas noticias que nos trajeron.

1970: Aparece el concepto "Bajo en carbohidratos" de Atkins

Después de aparecer en el programa de televisión "Tonight Show" y subsecuentemente en la revista femenina "Vouge", el régimen dietético del médico cardiólogo establecido en Nueva York, Robert Atkins comenzó a hacerse famoso. Inspirado en su propio episodio de obesidad ya superado por consejo médico con la eliminación de los azúcares de su dieta, el doctor comenzó toda una revolución en la nutrición americana.

Sus aciertos de aquel entonces fueron controlar con sus menús de alimentos sugeridos, la cantidad de carbohidratos en la dieta del obeso. Eliminaba con esto muchas frutas y verduras, lo cual traía la desventaja de eliminar la fibra según sus críticos. El peor de los consejos de Atkins, y que se vino a descubrir mucho después por los médicos, es que la ingesta de grasas saturadas estaba ignorada, lo que años más tarde vino a poner en peligro la salud del propio nutricionista. Con el diagnóstico de problemas cardiacos y subsecuentes paros superados, un golpe en una caminata sobre el hielo invernal segó su vida a la edad de 72 años.

1995: Mantenerse en la Zona del bioquímico Sears

Tiempo después, apareció un competidor joven y muy preparado académicamente para patentar exámenes de sangre que demostraban que sus pacientes se mantenían dentro del nivel recomendado. Proviniendo de aquella ola de productos que caracterizó un estilo de vida "new age" en esas décadas, el bioquímico Barry Sears creo su dieta de "La Zona" la cual ayudaba a lograr niveles de azúcar saludables, balance hormonal, bajar la inflamación y mantener un rango de buena salud.

Pero, según confesó, fantasmas en derredor de Barry le inspirarían a idear esa dieta para superar su temor a morir joven como la mayoría de sus familiares. En su tiempo ésta dieta fue muy afamada entre estrellas del entretenimiento en los Estados Unidos. Entre los nutrimentos que se fijó en promover Sears están las capsulas de aceite Omega 3 y los lípidos bajos en colesterol de los alimentos.

2012: Un entrenador que sugiere a adolescentes su OMG

En los años recientes se escucha todavía hablar en las redes de una nueva iniciativa originada en Reino Unido por un entrenador personal con experiencia en jóvenes, quien recomienda un plan intenso de 6 semanas. Su seudónimo es Venice Fulton.

Sus siglas vienen de la frase inglesa "Oh, Dios Mio", y es número uno como obra de referencia desde que luego de la auto publicación del libro electrónico "6 semanas para Oh, Dios mío, consigas ser la más delgada de tus amigas!" desbancara a un libro de dietas llamado Dukan, del que hablaremos en otra ocasión.

Lo bueno es que el plan esta ordenado para lograr el adelgazamiento en ese periodo de tiempo, después de eso las y los pacientes tendrán ya suficiente hambre como para no dejarse caer enfermos. Se basa en ayunos con rutinas de ejercicio físico que pueden ser extenuantes, elimina de su lista algunas verduras que poseen antioxidantes y recomienda comer otras. Y curiosamente exhorta a bañarse con agua fría, quizás para mantener la temperatura metabolitamente estable entre semejantes ayunos.

2013: Una actriz norteamericana en nutrición y un Doctor llega a la televisión

Mientras la ciencia y la tecnología continúan evolucionando, desde los hospitales irrumpe un médico carismático con una propuesta de televisión que llevó la simple charla del consultorio al paciente a un público masivo donde el uso de las dinámicas y experimentos vivenciales ha aclarado algunas de las dudas más comunes respecto a enfermedades específicas.

Su nombre es el Dr. Oz y su programa transmitido desde una cadena de televisión norteamericana lo ha llevado a ser traducido a otros idiomas y alcanzar una enorme audiencia.

Otra de las estrellas de los medios de comunicación es la actriz de comedias norteamericana Cameron Díaz quien junto a su equipo de colaboradores ha publicado dos libros, "El Libro del cuerpo o The Body Book" y "El libro de la longevidad" en el cual expone a través de una redacción amena a sus lectores sus secretos para conservar su salud, su belleza y tener exito en la pantallas de cine. Lo que más gustó del libro puede ser que no impone un periodo de tiempo específico para alcanzar las metas del plan. Según el prefacio del libro el mismo fue escrito estrictamente para compartir su fórmula para convertirse en una mujer más feliz, más sana, y más fuerte con una positiva guía con respuestas embarazosas para chicas, basada en la ciencia e inspirada en su propia experiencia personal, el cual llegó a ser número uno en ventas entre los bestseller del New York Times.

🖎 Ideas claves y actividades del Capítulo

IDEAS CLAVES DEL CAPÍTULO

▶ Los grupos de alimentos de la pirámide de la nutrición hoy día siguen siendo los mismos, prueba de ellos son los nuevos regímenes dietéticos que surgen y basan sus sugerencias en estudios de laboratorios que nos animan a bajar los azúcares, las grasas y a experimentar nuevos menús e ingredientes.

▶ El índice de masa corporal es un calculo de aritmética simple que nos asegura el diagnóstico de la obesidad en pacientes de estéticas. Considerar la alimentación y asesorar apropiadamente es un reto a tener en cuenta.

ACTIVIDADES SUGERIDAS

Divida el grupo de estudiantes de esteticistas en bebidas saludable y recetas saludables.

• Asigne a cada grupo o estudiante de una receta que se fundamente en los preceptos de bajo en grasas, bajo en sal, bajo en azúcares y alto en nutrientes que se incluyan dentro de una alimentación saludable. Luego compartan un refrigerio entre los estudiantes o asistentes de curso.

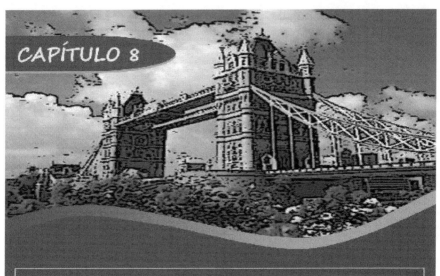

CAPÍTULO 8

PROTOCOLO Y ETIQUETA

Protocolo Diplomático:
- Qué es protocolo y ceremonial

Etiqueta:
- Origen de la etiqueta
- Etiqueta Social y Empresarial
- Vestir de lo informal a lo formal
- Costumbres a nivel cultural
- La Etiqueta en la Mesa
- Qué es proyección artística.

226

Protocolo y Etiqueta

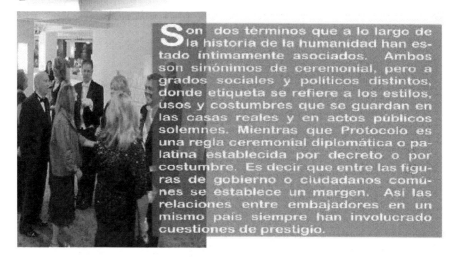

Son dos términos que a lo largo de la historia de la humanidad han estado íntimamente asociados. Ambos son sinónimos de ceremonial, pero a grados sociales y políticos distintos, donde etiqueta se refiere a los estilos, usos y costumbres que se guardan en las casas reales y en actos públicos solemnes. Mientras que Protocolo es una regla ceremonial diplomática o palatina establecida por decreto o por costumbre. Es decir que entre las figuras de gobierno o ciudadanos comúnes se establece un margen. Así las relaciones entre embajadores en un mismo país siempre han involucrado cuestiones de prestigio.

Algunas veces se tiende a confundir estos conceptos, pero si los estudiamos detenidamente Existen detalladas convenciones aceptadas por toda la sociedad internacional sobre la mayoría de las fórmulas oficiales en que dos países se relacionan. Por tanto, cuestiones como qué puesto ocupa un embajador en una procesión o qué embajador entra primero en una estancia adquieren una gran importancia.

Protocolo y ceremonial

Problemas de esta índole afectaron a las cortes europeas hasta que fueron resueltas en el Congreso de Viena (1815), el Congreso de Aquisgrán (1818) y, en épocas más recientes, en los encuentros que se llevaron a cabo en Viena para redactar una Convención de Relaciones Diplomáticas en 1961. Como resultado de estas reuniones se dividió a los diplomáticos en tres clases:

1) embajadores, legados y nuncios papales que son acreditados ante los jefes de Estado;

2) enviados, ministros y otras personas acreditadas ante los jefes de Estado;

3) agregados acreditados ante los ministros de asuntos exteriores.

La precedencia entre los representantes extranjeros en una capital se rige en la actualidad por la edad. La persona del cuerpo diplomático con más edad es nombrada decano, que por norma representa al conjunto del cuerpo diplomático en las ceremonias y en cuestiones de privilegios e inmunidades diplomáticas. El resumen más conciso de los protocolos diplomáticos es la Convención de Viena sobre Relaciones Diplomáticas que consta de 53 artículos redactados bajo los auspicios de la ONU.

Origen de la Etiqueta

Es un término que surgió a medida que el hombre pensante fue dejando sus actitudes bárbaras para asumir a través de los siglos la cultura civilizada que dejaba las batallas a sangre fría, para asumir costumbres en los modales a utilizar, las actividades de caza y el vestir. La etiqueta puede ser ejercida como arma social. La adopción externa de los gestos superficiales de un grupo en el que, en aras de la promoción social general una preocupación por los demás, es considerado por muchos una forma de esnobismo, carente de virtud.

Los primeros indicios de lo que más tarde se convertiría en etiqueta datan del siglo 3 A.C. cuando Ptahhotep escribe sus famosas Máximas, las cuales eran preceptos que realzaban las virtudes civiles como veracidad, el autocontrol y la bondad, donde enseñaba que la codicia es la base de todo mal y se hacía hincapié en la búsqueda de la justicia. En China era Confucio quien, con sus obras, introducía con su filosofía la moralidad personal y gubernamental.

El Renacimiento supuso un florecimiento cultural inmenso. La industria textil estaba fuertemente ligada a la burguesía, por lo que desde ese momento existió una moda exclusiva para las clases medias. El pañuelo fue el objeto que delimitó las clases sociales de la época. El único sector que podía usarlo por ley era la nobleza. Fue desde el siglo XVI al XX que convergieron desde diversas partes de Europa algunas normas o códigos de conducta que delimitaban las expectativas para que el comportamiento social dentro de cada grupo se mantenga dentro de las convenciones regularmente aceptadas dentro de una sociedad, clase social o grupo.

La moda empezó a adquirir mayor importancia, y llegó a ser una preocupación de la adinerada burguesía. Las prendas empezaron a considerarse una inversión, por lo que se dedicó tiempo a su mantenimiento y reparación. El uso de camisa, jubón y justillo, por parte de los hombres, y el uso de vestidos o faldas, por parte de las mujeres, se volvió una constante hasta el siglo XVII. La moda inició en esta época pues la vestimenta pierde su carácter universal y cada nación quiso diferenciarse del resto, así que se ingeniaron detalles únicos y diferentes, al mismo tiempo que la vestimenta se volvió el símbolo de la riqueza y de poder. La ropa de esta época se puede caracterizar bajo la influencia de los países como Francia, Italia, España e Inglaterra.

Es lo que se conoce como etiqueta el cual es un término de origen inglés que data de que a través de sus fronteras fue asumido y modificado en Francia con el significado de "rótulo" y de allí probablemente fue transmitido al resto de Europa. Luis XIV (1638-1718) transforma una casa real de caza en Versalles, un pueblo a 25 km al suroeste de la capital, en uno de los palacios más grandes del mundo, moviéndose oficialmente su corte y el gobierno en 1682. Fue en este imponente contexto en el que Luis domó a la nobleza y dignatarios extranjeros impresionado, con entretenimiento, ceremonia y un sistema altamente codificado de la etiqueta, afirmando su supremacía.

Siglos más tarde en la época de la Ilustración con la formación de Clubes de caballería, los caballeros buscando ser identificados como clase media en medio de la burguesía adoptaron preferencias artísticas y estándares de comportamiento. Fue en este siglo cuando entre las mujeres se establecieron las más estrictas normas de recato como cuándo mostrar emoción, mantener la postura, y de cómo actuar con cortesía.

Otros filósofos como Lord Shaftesbury motivaron el uso de la cortesía como el arte de ser agradable en la compañía. Así el modelo de "etiqueta" se formaba a partir de conceptos, como cortesía, civilidad, modales y educación, que se manifestaron abiertamente en las buenas costumbres sociales como los clubes, salones de reunión para conversar, tomar el té y las asambleas a nivel de gobierno.

Fue Philip Stanhope, cuarto conde de Chesterfield el que utilizó por primera vez la palabra "etiqueta" en su acepción moderna, de cartas a su Hijo en el arte de convertirse en un hombre de mundo y un caballero. Este trabajo compuesto por más de 400 cartas escritas desde 1737 o 1738 y continuando hasta la muerte de su hijo en 1768, en su mayoría eran cartas instructivas sobre diversos temas. Las cartas fueron publicadas por primera vez por la viuda de su hijo Eugenia Stanhope en 1774. Chesterfield trató de desvincular el tema de las costumbres de la moral convencional, con el argumento de que el dominio de la etiqueta era un arma importante para el progreso social. Las cartas estaban llenas de sabiduría y elegante observación perceptiva y la deducción. Chesterfield personificó la restricción de la buena sociedad del siglo XVIII, escribiendo, por ejemplo, en 1748:

Mientras la era Victoriana iniciaba en Inglaterra en 1837 cuando en una revolución se consolidaban finalmente discutidos dilemas económicos, sociales y religiosos; en Francia florecía uno de los movimientos económicos más importantes de la historia con su Belle Epoque que influiría mas tarde en el modernismo europeo. Este periodo marcó el comienzo de muchos preceptos que adoptamos en América más de un siglo después que incluyeron las costumbres refinadas de la cultura civilizada que aún persisten en el actual postmodernismo. En la época victoriana, la etiqueta se había convertido en un sistema excepcionalmente complicado de reglas que regula todo, como el método adecuado para escribir cartas y usar los cubiertos; las interacciones reguladas minuciosamente entre diferentes clases y de género.

Entre los autores que han estudiado este periodo a profundidad podemos mencionar al libro El proceso de civilización por Norbert Elias, quien argumentó que los modales surgieron como producto de la vida en grupo y persisten como una forma de mantener el orden social. Él teorizó que los modales proliferaron a partir del Renacimiento en respuesta al desarrollo del "estado absoluto" - la progresión desde un pequeño grupo que vive a la centralización del poder por parte del Estado. Elías cree que los rituales asociados con los modales en la Sociedad de la Corte de Inglaterra estaban estrechamente vinculados con el estatus social. Para él, los modales demuestran la posición de un individuo dentro de una red social y actúan como un medio por el cual el individuo puede negociar esa posición.

Así es como según Curtis, se denotan específicamente tres categorías de modales; higiene, cortesía y normas culturales, cada uno de los cuales ayudan a explicar el papel multifacético que los modales juegan en sociedad. Estas categorías se basan en el resultado más que la motivación, de los modales y comportamientos de manera individualizada y puede encajar en 2 o más categorías.

- Modales de higiene: son modales que afectan a la transmisión de enfermedades. Es probable que se les enseñe a una edad temprana, principalmente a través de la disciplina de los padres, el cumplimiento de comportamiento positivo en torno a la continencia con fluidos corporales (tales como el control de esfínteres), y el evitar o eliminar los elementos que suponen un riesgo de enfermedad para los niños. Se espera que, en la edad adulta, los modales de higiene están tan arraigados con el comportamiento propio; que se conviertan en una segunda naturaleza. Las violaciones son propensos a provocar respuestas disgusto.

- Modales de cortesía: demuestran la capacidad para poner los intereses de los demás antes que al propio. Ayudan a maximizar los beneficios de la vida en grupo mediante la regulación de la interacción social. La conducta de evitar enfermedad a veces puede verse comprometida en el cumplimiento de los modales de cortesía. Pueden ser enseñados en la misma forma que las costumbres de higiene, pero es probable que también se aprenden con el directo(es decir, la observación de las interacciones de los demás), indirecto(es decir, a través de las funciones ejecutivas del cerebro). El aprendizaje de las costumbres de cortesía puede tener lugar a una edad mayor que los modales de higiene, ya que los individuos deben tener al menos algunos medios de comunicación y cierta conciencia de sí mismo y de posicionamiento social. La violación de las costumbres de cortesía con mayor frecuencia da lugar a la desaprobación social.

- Modales de normas culturales: normalmente demuestran la identidad dentro de un grupo socio-cultural específico. La adhesión a las costumbres culturales de norma permite la demarcación de las identidades socioculturales y la creación de fronteras que informan que es de fiar o que se considerará como "otro". Los modales de normas culturales se aprenden a través de la cotidianidad y rutinización del "familiar" y por medio de la exposición a lo ajeno. Las normas culturales, por su propia naturaleza, tienen un alto nivel de variabilidad entre los grupos, pero es probable que sean comunes a todos los que se identifican con una identidad de un grupo.

Etiqueta Social y empresarial

Al intentar reconocer las tendencias actuales sobre el uso de reglas de etiqueta para el campo laboral y eventos sociales, existe en cierto grado un conjunto de normas, que si bien no son definitivas ni iguales en todas partes del mundo, si han marcado un hito en la sociedad mundial y surgieron desde finales del siglo pasado, y se mantienen durante el siglo XIX. Muchas de estas normas ya las conocemos porque nos hemos adaptado a las costumbres consideradas normales, y nos hemos moldeado dentro de un estándar que se ha visto modificado por accesorios de vestir que no podemos asegurar que cambien o imiten los fundamentos de estilo al vestir que se dispone o se obliga a ser utilizados por todos nosotros para establecer un vínculo de pertenencia de grupo.

Para los fines estudio en este manual de estética consideramos la vestimenta, ropa, calzados, vestidos folklóricos o étnicos y demás accesorios de vestir como parte de la etiqueta de un grupo social. La sociología, la cual es la ciencia que estudia el desarrollo y la función social, deja a cargo de la antropología el estudio de los seres humanos desde una perspectiva biológica, social y humanista. Se divide en dos grandes campos: la antropología física, que trata de la evolución biológica y la adaptación fisiológica de los seres humanos, y la antropología social o cultural, que se ocupa de las formas en que las personas viven en sociedad, es decir, las formas de evolución de su lengua, cultura y costumbres. Por ello la antropología es fundamentalmente multicultural.

Dejando atrás las tinturas naturales y aromáticas de algunas culturas primitivas e indígenas que desde Nueva Zelanda hasta el antiguo Egipto utilizaron para decorarse el cuerpo atribuyendo poderes mágicos contra el enemigo, o protegiéndose de las altas temperaturas, son los primeros indicios históricos del uso de maquillaje en la actualidad. Las culturas del mediterráneo las adoptaron de la cultura hebrea, que pasó a la romana y se diseminó por todas las colonias europeas. Más recientemente, en pleno modernismo hallamos dos mujeres pioneras en cosmetología y diseño de modas. Una de ellas es Elizabeth Arden, quien nació en 1884, y fue una reconocida esteticista y fabricante de cosméticos estadounidense de origen canadiense. Su profundo interés por la química y sus conocimientos de enfermería le permitieron aportar un enfoque científico a la industria de la cosmética. Una de sus máximas fue: "La belleza debe combinar naturaleza y ciencia". Fue una vendedora brillante que supo crear productos de maquillaje femenino propios y mejorar los ya existentes en el mercado, añadiéndoles fragancias más agradables. En 1910 abrió su propio salón de belleza en la prestigiosa Quinta Avenida de Nueva York, cuya puerta principal, pintada en rojo, se convertiría en un famoso distintivo de la empresa. Poco tiempo después abrió su segundo salón en Washington D. C. Entre 1915 y 1920 introdujo en el mercado más fórmulas cosméticas que ningún otro fabricante. Hacia 1929 su empresa, que ya contaba con salones en Londres y París, obtenía unos beneficios brutos de 40 millones de dólares anuales, a través de la venta directa o por correo. Creó la noción de la "armonía cromática" sugiriendo que las mujeres podían elegir el maquillaje de acuerdo a la ropa que llevasen en lugar de hacerlo según el color de su piel. En la década de 1930 abrió las primeras clínicas de reposo dedicadas a la belleza y la salud, y extendió su industria al sector de la perfumería. Su primera fragancia se llamó Blue Grass.

La otra de las precursoras de las grandes casas de moda internacional es Coco Chanel. Fue una diseñadora francesa que falleció en 1971 fue convertida en un mito gracias a su distante y enigmática personalidad. Supo imponer un estilo intemporal al margen de todas las modas. El célebre traje que lleva su nombre sigue siendo todo un símbolo de elegancia. Inmediatamente después de la guerra, Chanel comienza a crear poco a poco una de las casas de costura más importantes de la época. Sus relaciones masculinas le proporcionan a menudo la inspiración, creando así, por ejemplo, trajes con motivos eslavos durante la época que frecuenta al gran duque Dimitri, primo del último zar de Rusia. Más tarde, adopta elementos de la vestimenta del duque de Westminster, hombre con fama de ser el más rico de Inglaterra, tales como el jersey de lana, la pelliza, la boina marinera o el chaleco de tweed para adaptarlos a la indumentaria femenina confiriéndoles un toque moderno y dinámico, aunando comodidad y elegancia. Chanel se convierte en una de las primeras mujeres que lanza la moda del cabello corto, oponiéndose resueltamente a la sofisticación propugnada por el modisto Paul Poiret quien la acusaba de querer transformar a las mujeres en "pequeñas telegrafistas subalimentadas". Fomenta una sencillez cuidadosamente estudiada con trajes prácticos, como los primeros pantalones, la falda plisada corta, el traje de chaqueta con bolsillos y el célebre vestido corto negro (color hasta entonces reservado exclusivamente al luto): una prenda ajustada, sin cuello, con mangas largas y sin puños, en crepé de China acorde con el estilo masculino al uso. Este traje, denominado "un Ford firmado Chanel" por la revista Vogue, fue copiado innumerables veces y no tardaría en convertirse en un clásico de la moda femenina. Rechazando el calificativo de género pobre, con el que a menudo se calificaba a sus creaciones, Chanel supo distinguir la sobriedad de la pobreza: la indumentaria femenina debe ser sencilla pero, a cambio, debe ir acompañada de los complementos adecuados. Para ello recurre, por ejemplo, a la bisutería, mezclando piedras semipreciosas, estrás y perlas falsas, brazaletes con el motivo de la cruz de Malta, broches de inspiración bizantina o motivos animales, florales o de conchas. La creación de estos complementos estuvo dirigida por Étienne de Beaumont, Paul Iribe y sobre todo, entre 1929 y 1937, por Fulco di Verdura, quien supo aportar una identidad propia a la bisutería de Chanel.

En el ámbito empresarial las costumbres del buen vestir son más exigentes, la etiqueta dentro de una empresa es el conjunto de reglas escritas y no escritas de conducta que hacen que las interacciones sociales funcionen mejor. Ajustarnos a la etiqueta extranjera es un complemento importante del choque cultural, que proporciona un mercado interesante para los manuales de empresa. Otros recursos incluyen instituciones empresariales y de diplomacia, los cuales únicamente están disponibles en algunos países como Reino Unido.

En cuanto a la etapa de búsqueda de empleo, estas reglas a menudo hicieron eco en toda una industria o economía. Por ejemplo, el 49% de los reclutadores encuestados en 2005 por la Asociación Nacional Americana de Universidades y reclutadores observó que el traje no tradicional sería una gran influencia para considerar a un candidato potencial para el puesto. La etiqueta de las oficinas en particular se aplica a un grupo de trabajo de interacción, con exclusión de las interacciones con los contactos externos, como clientes y proveedores. Al llevar a cabo las reuniones de grupo en los Estados Unidos, la asamblea podría seguir Reglas de Orden de Robert, si no hay otras políticas de la empresa para el control de una reunión. En 2011 un grupo de expertos en etiqueta y un grupo empresarial internacional formaron una organización sin fines de lucro llamada Iitti para ayudar a los recursos humanos (RH) de las multinacionales en la para medir las habilidades de etiqueta de los empleados potenciales, se hacía durante el proceso de contratación mediante la estandarización de la imagen y el examen de etiqueta, similar a lo que hace ISO para mediciones de procesos industriales.

Vestir de lo informal a lo formal

Las normas de etiqueta laboral, social y cotidiana a la hora de vestir aplican de manera similar tanto para damas como a caballeros, sin embargo para distinguir el estilo informal, semi informal y el estilo completamente formal, su ámbito de uso en eventos, colores de uso más aceptado según la tez, las formas según la estatura corporal y cuándo se debe o no usar accesorios; son compilados a continuación de manera exclusiva.

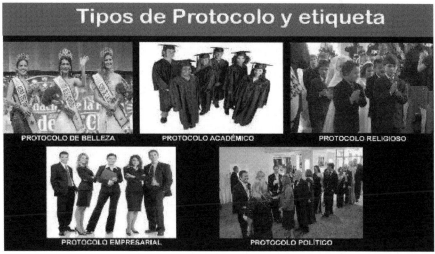

Tipos de Protocolo y etiqueta

PROTOCOLO DE BELLEZA   PROTOCOLO ACADÉMICO   PROTOCOLO RELIGIOSO

PROTOCOLO EMPRESARIAL   PROTOCOLO POLÍTICO

• Estilo Informal: Es la manera que cada uno de nosotros tenemos de expresar nuestro gusto personal mediante la selección minuciosa de cada prenda de vestir, significa comodidad y libertad, pero igualmente tiene sus límites en

237

cuanto a la textura de las telas colores y el cubrimiento de las extremidades. Es decir, podemos agrupar la "informalidad" como un estilo que no guarda las reglas de decencia, gravedad y puntualidad como el estilo deportivo, ropa de estar en casa, y de verano. Al vestir para asistir eventos, vacacionar o paseos de playa sólo en éste estilo se admite el color blanco, crema y colores tan llamativos hasta los neones. Ejemplos de tipos de ropa informal en las mujeres son las blusas sin mangas, camisetas, minifaldas, los shorts y los vestidos de corte sencillo a la altura de la rodilla que se acompañan de pantuflas o chancletas, zapatillas o tenis de suela siempre baja, sandalias y gorros o pamelas de verano. En el caso de ropa informal masculina mencionamos los t-shirts, los pantalones cortos, deportivos o a media pierna para acampar o realizar actividades al aire libre, estos atuendos pueden ser acompañados por gorras, lentes y pantuflas o chancletas, zapatillas o tenis. Aquí lo muy ajustado y holgado convergen para transmitir comodidad al vestir. Los trajes de baño enteros, tangas de hombre o mujer también son considerados informales. Llevar los tatuajes al descubierto, el uso de piercings, aretes y pulseras tejidas o de cuero también son considerados informales que denotan expresión artística de la propia personalidad y deben ser cubiertos por maquillaje o ropas de mangas y bastas largas en caso de vestir con mayor formalidad.

• **Estilo Casual o Semi formal**: Es un estilo que se aleja de la descompostura de lo informal y se acerca un poco a la moderación de la formalidad sin llegar al extremo, el cual por regla general asume el uso de los jackets, chalecos, corpiños, jubones y jacos. Se debe evitar la ropa muy holgada y muy apretada, como ocurre con el estilo formal.
Prêt-à-porter, sistema de fabricación y venta de moda realizada en serie, con diversas tallas estipuladas. Se trata de una expresión francesa que significa 'listo para llevar', a

menudo empleada por oposición al clásico sistema de la moda haut couture o alta costura, donde cada prenda se cosía a medida en el propio taller. De hecho, el prêt-à-porter significó la plena incorporación del diseño industrial al mundo de la moda, donde introdujo o reforzó conceptos como la economía de producción, funcionalidad o consumo. El término tuvo su origen en la industria textil de Gran Bretaña y Estados Unidos (donde se empleaba el equivalente inglés ready to wear), pero fue en Francia, hacia el año 1950, donde el concepto se incorporó, en plena posguerra, a la cultura de la moda de calidad. Además, dependiendo de la estación climática y gravedad del evento; se añaden accesorios de vestir como el uso de sombreros de ala corta o media, boinas, solamente los de colores llamativos o cálidos, o de tonos pasteles y motivos estampados, pero nunca el blanco. Sin llegar a incluir la rigurosidad de los sombreros de tipo copa, el tacón alto o tocados de complejos peinados femeninos. En los varones este carácter describe el uso de camisas manga larga sin diseños de colores pasteles, tuxido, gabardinas, chamarras y chalecos de cuero combinados con calzados de estilo clásico sin cordones o botines café, calcetines del color del pantalón que puede ser color caky, gris o negro con algunos pliegues en la cadera. Los tipos de pantalones que marcan la semi formalidad son los largos, o shorts a media pierna o en la rodilla, pueden ser jeans de cualquier color o de tipo plegados de tela. Por otra parte, las mujeres que visten en estilo casual o semi formal llevan blusas de manga media a la altura de los codos o largas abotonadas a la muñeca o libres. Las opciones de colores son más amplias para el sexo femenino, aplicando siempre una regla de contraste entre tonos cálidos con otro color ocre u oscuro, nunca se combinen dos tonos llamativos, o dos tipos de estampados. En cuanto a calzados se admiten las sandalias y zapatos de tacón medio, nunca de suela baja, ni abiertos o con los dedos descubiertos. Los abrigos de franela o lana son regularmente acompañados con camisas semi formales. No existe regla definitiva en cuanto a los accesorios como bolsos, bufandas, joyas o relojes ya que se permite cierta libertad de combinaciones, situación que no ocurre con la etiqueta formal.

Los vestidos étnicos, típicos o folklóricos de cada país también pueden incluirse en este grupo, tomando en cuenta la solemnidad de los eventos o celebraciones que se conmemoran anualmente y son propias de cada cultura.

● Estilo Formal o de etiqueta:

Aunque no seamos partidarios de doctrinas capitalistas, debemos reconocer el rigor de calidad y precio de la selección de las prendas de etiqueta para vestir formalmente al asistir a eventos de gran alcurnia social que se limita a zonas urbanizadas. En cuanto a sacos y pantalón se distinguen los tipos de telas lino, algodón y la seda de las prendas de tela sintéticas que aunque pueden ser más económicas también son más incómodas. Se recomiendan los trajes o suit de color azul marino o gris oscuro, que son tonos formales que se traducen en formalidad. El smoking de color negro debe estar impecable sin pelusas de tejido por el uso o desteñido, no se recomienda usar el café ya que se considera que transmite. El corte por lo general siempre es recto tipo clásico, sin pliegues. La camisa es blanca por regla general de mangas largas por considerarse que da más luminosidad al conjunto y transmite pulcritud, a excepción de las rayas verticales. La corbata debe ser escogida siempre entre tonos sobrios, evitando la informalidad de combinarlos con figuras rebuscadas o garabatos denotan una personalidad complicada y poco ordenada, mientras que los logotipos deportivos o con dibujos animados en un ámbito que no corresponde o carece de relación con el evento deben evitarse en cierto grado de costumbre. El código del color en las corbatas existe y se puede resumir de la forma: Los tonos formales son el azul, el gris o plateado y los tonos pasteles. De los tonos pasteles el rosa y el lila o violeta son los menos populares por proyectar ingenuidad y candidez exagerada. El rojo proyecta acción o agresividad por lo que tiende a ser muy llamativo. En tanto que el dorado transmite interés monetario. Las líneas verticales son recomendadas para las personas de baja estatura, mientras que los estampados a cuadros o líneas horizontales se recomiendan a las personas delgadas por regla general. Finalmente en los caballeros que visten formal se añaden accesorios o complementos como los portafolios de cuero que si son aceptados en el ámbito ejecutivo donde se recomienda mantener orden y pulcritud en la presentación de documentos como la hoja de vida. Las capas o gabardinas son un complemento de invierno en países de climas templados junto a las botas altas que son también utilizadas por las mujeres, así como ocurre con los guantes. Los trajes de mujer deben ser de alta costura, o haut couture que abarca la ropa de colecciones exclusivas, hecha por diseñadores individuales para una clientela pequeña y adinerada, como las prendas de vestir de tiendas de marcas internacionales. Las principales casas de moda de París son Dior y Chanel. España Balenciaga, Paco Rabanne, Adolfo Domínguez y Vittorio & Lucchino, entre otros. En Gran Bretaña las casas de alta costura más importantes son Norman Hartnell, Hardy Amies y Belville Sassoon, todas famosas por vestir a la familia real. En Italia destacan Giorgio Armani, Gianni Versace y Romeo Gigli. Otras compañías famosas distribuyen lencería de alta calidad y perfumería a agrandes tiendas. Los vestidos de noche o de gala son el patrón ideal de la mujer que viste formal donde el entalle de la figura y el largo hasta los tobillos, así como el escote con o sin mangas son el estilo establecido en la época actual sin cambios extremos que hallan sido aceptados. Las telas delicadas y de mucho brillo como la organza, el satín y otras son de uso exclusivo para las mujeres en todo nivel de formalidad. Los zapatos de tacón alto y los tocados complejos y cuidadosos de peinado son las demás características de este estilo. Es este el estilo de vestir adecuado para mantener el nivel de solemnidad alto, como son las bodas, eventos gubernamentales, de rango laboral corporativo como sociedades, corporaciones y alta gerencia. Los perfumes también son otro aspecto de los sentidos estéticos que son capaces de crear una buena impresión en nuestras relaciones de sociedad, por lo que por su alto valor comercial son considerados parte las buenas costumbres de higiene, aunque se sugiere usarlo moderadamente ya que exagerar da la impresión de que se está ocultando algo.

En los ambientes empresariales el vestido formal masculino o femenino los uniformes son las ropas características de los miembros de unidades comerciales, gubernamentales, militares y de otros servicios que los distinguen de los civiles y de otros colectivos. Aunque los soldados, enfermeras y médicos han vestido siempre una indumentaria específica, entre la que se incluye la armadura de protección, el uniforme militar no comenzó a evolucionar hacia la forma en que se le conoce hoy hasta la segunda mitad del siglo XVII. Antes algunas unidades militares, en particular los guardias de palacio y la escolta personal de la realeza, vestían ropa con un diseño homogéneo, aunque la mayoría de los soldados combatían vistiendo un abigarrado surtido de atuendos civiles. Otras profesiones que las utilizan mucho es en el campo turístico como los meseros, azafatas, aviación. En años resientes vemos cómo los servicios privados de naves mar o marinos también adoptado su propio código de vestir en contraste con los que pertenecen a oficinas de gobierno. Existen los casos donde la cantidad de ropa es casi nula como bailarinas de clubes nocturnos o de table dancers, etc.

La etiqueta en los negocios puede variar considerablemente dependiendo el país, lo que invariablemente se relaciona con su cultura. Por ejemplo: Una diferencia notable entre China y occidente en la etiqueta de negocios es el evitar conflictos entre socios. Las empresas chinas prefieren mirar a la gestión de relaciones para evitar conflictos, mientras que el occidente deja la solución de conflictos a la interpretación de la ley a través de contratos y abogados.

Costumbres a nivel cultural

De este lado del planeta nos regimos por la tradición cristiana u occidental que se gestó desde siglos pasados hasta ser conservada, expandida y modificada por sutiles diferencias entre cada región o país pero desde una misma raíz latina. No obstante en otras culturas antiguas los rituales de ceremonia e inclusive el simple hecho de tomar la cena o recibir el Año Nuevo, conllevan normas de comportamiento que deben aplicarse incluso siendo extranjeros en tierra desconocida, con el fin de guardar el respeto y los valores ante fundamentos sociales estrictos. Otras veces las tradiciones de otras culturas cercanas se mezclan con las orientales, y dan como resultado eventos posteriores. Por ejemplo, comparemos los diferentes ritos y acontecimientos sociales de intimidad religiosa que se practican en los diferentes continentes como los nacimientos, bautismos, las bodas y los entierros donde se usan vestidos folklóricos o étnicos propios y no vestido occidental, entre otras características. Algunos de estos continentes o regiones son: Asia, medio oriente, Oceanía y Europa.

La suerte y el destino futuro han sido siempre una constante preocupación en la mente del hombre a lo largo de toda la historia, al punto de producirle miedo ante la expectación sobre el porvenir en cuanto a la prosperidad y la salud, siempre producida por la tendencia a creer en Dios o ante la amenaza de los dioses supremos que controlan las fuerzas de la naturaleza, el tiempo de las cosechas, las sequías, el cielo, a las enfermedades, el más allá y a la misma muerte.

Las prácticas y las creencias supersticiosas son comunes en situaciones que implican un alto riesgo, azar o incertidumbre, así como en momentos de tensiones o crisis tanto personales como sociales, cuando los acontecimientos parecen escapar al control humano. Sin embargo, definir lo que es o lo que no es supersticioso es una cuestión relativa. Las creencias de una persona pueden ser supersticiones para otra. Todas las creencias y prácticas religiosas pueden ser tachadas de supersticiones por los no creyentes, mientras que los líderes religiosos condenan con frecuencia determinadas prácticas populares poco ortodoxas, calificándolas de parodias supersticiosas de la verdadera fe.

Entre los ritos de paso, como les llamó el antropólogo belga Arnold vann Gennep, se inicia con los ritos de iniciación, que van desde el periodo de gestación y culminan con la presentación pública y la elección de nombre para el neófito. La circuncisión de los varones ocho días después de su nacimiento, es una ceremonia de iniciación en la religión judía. El Islam también impone la circuncisión de los hijos varones antes de contraer matrimonio. La ceremonia del bautismo en aguas es un ejemplo de ritual religioso del nacimiento practicado por judíos y cristianos a lo largo de la historia, que supone la admisión del neófito en la comunidad religiosa.

Mientras tanto, en las bodas de la tradición occidental existe una tradición tomada de las bodas orientales y es la de arrojar granos de arroz a la pareja que se une. Otras de las cosas que se arrojan de parte de la novia es su ramo de novia al público de solteras o en ocasiones es su cinta de lencería.

Por último hallamos los entierros, que es una práctica funeraria que consiste en depositar el cadáver en una tumba o sepultura bajo tierra. Otros sistemas de enterramiento son: el funeral en alta mar lanzamiento del cadáver al agua por la borda de un barco, la exposición del cuerpo a los elementos atmosféricos, costumbre practicada por el pueblo inuit o la cremación. Estas prácticas suelen ir precedidas y acompañadas de diferentes ritos funerarios, como el embalsamamiento. En los años que siguieron a la caída de la dinastía Han en el año 220, la llegada de extranjeros y la inestabilidad política afectaron a la idiosincrasia del arte chino. El budismo, introducido en el siglo I, trajo de la India nuevos estilos de arquitectura, escultura y pintura. Además, con la doctrina budista, que introduce el concepto de la reencarnación, decayó la costumbre de los entierros opulentos. A veces se alquilan plañideras, que no son familiares del fallecido, para que lloren y se lamenten. También los momentos y lugares donde los familiares deben mostrar su tristeza pueden estar definidos por las reglas tradicionales. Algunos antropólogos han observado que, a pesar de la gran variación de prácticas funerarias, siempre existen cuatro elementos simbólicos principales. El primer simbolismo es el color. A pesar de que la asociación del color negro con la muerte no es universal, el uso de ropa negra para representar la muerte está ampliamente difundido. Un segundo elemento es el pelo de los familiares, que puede estar rapado o, por el contrario, largo y desordenado en señal de tristeza. Un tercer elemento son las actividades ruidosas con golpes de tambor o cualquier otro instrumento. Finalmente, y como cuarto elemento, está la utilización de algunas prácticas mundanas en la procesión con el cadáver. La interpretación antropológica clásica considera las ceremonias que rodean a la muerte así como las que acompañan al nacimiento, a la iniciación a la edad adulta y al matrimonio como ritos de paso.

En términos sociales, el significado simbólico de la muerte se observa con mayor claridad en los funerales de los gobernantes. La cremación se practica en algunas culturas con la intención de liberar el espíritu del muerto. La exposición al aire libre es común en las regiones árticas y entre los parsis seguidores de una antigua religión persa, el zoroastrismo, donde también tiene un significado religioso. Prácticas menos comunes son arrojar el cadáver al agua después de un traslado en barco y el canibalismo en la India.

En las culturas donde la tribu o la nación están personificadas en el gobernante, estos funerales llegan a ser un drama político en el que participa todo el país. Las pirámides de Egipto, por ejemplo, se convirtieron en un símbolo y en una prueba de la autoridad real. Dado que los faraones encarnaban la permanencia social y la autoridad espiritual y temporal, su muerte ponía en peligro todos estos elementos. La participación de sus sucesores en los rituales funerarios proporcionaba una sensación de continuidad. En Tailandia, después de la cremación del monarca, el nuevo rey y los miembros de la familia real tradicionalmente buscaban entre las cenizas fragmentos de huesos. Estas reliquias se convertían en objetos de culto que, de forma indirecta, significaban la continuidad de la presencia y autoridad del monarca fallecido. En las sociedades precolombinas de América, la muerte era un acontecimiento muy ritualizado, lo que obligaba a ceremonias de todo tipo, acompañadas de ofrendas, alimentos y objetos de acompañamiento y regalos de mucha utilidad durante el largo viaje que se iniciaba tras la muerte. Entre los mayas se diferenciaba el enterramiento según la clase y categoría del muerto. La gente ordinaria se enterraba bajo el piso de la casa, pero los nobles solían ser incinerados y sobre sus tumbas se erigían templos funerarios. Los aztecas, que creían en la existencia de paraísos e infiernos, preparaban a los difuntos para un largo camino lleno de obstáculos. Tenían que pelear para poder llegar al final y ofrecer obsequios y regalos al señor de los muertos, que decidía su destino final.

En sociedades tan diversas como las de Inglaterra, en la Francia del siglo XVIII y el pueblo shilluk en el Sudán, los rituales funerarios de los monarcas estaban relacionados con ideas culturales sobre la naturaleza de la monarquía, del orden político y de la transferencia de autoridad. El entierro de un gobernante no es sólo un evento religioso, es un acontecimiento de considerables consecuencias políticas y cosmológicas.

- China: Nunca se debe obsequiar un reloj como regalo pues se considera de mala

246

suerte. No obstante, cuando se realiza la celebración de Año Nuevo Chino, el cual está basado en el calendario lunar y se celebra entre el 21 de enero y el 19 de febrero, se obsequian roscas o huevos sancochados teñidos de color rojo como símbolo de prosperidad. Es el acontecimiento más importante del año chino y tradicionalmente las fiestas se prolongan dos semanas conde se le asigna a cada año el carácter de uno de los 12 animales típicos en la China. Durante este periodo, ciudades y pueblos se adornan con farolillos de colores, flores y estandartes de vivos colores que ondean con felicitaciones. En las comunidades chinas de Gran Bretaña, Hong Kong y en cualquier parte del mundo fuera de China, la felicitación cantonesa habitual es Kung hay fat choy, en la que se desea prosperidad.

- Escandinavia: Al norte de Europa como se le conoció antiguamente al grupo de países formado por Dinamarca, Noruega y Suecia, se adoptó la tradición de recibir la buena suerte. Cuando en las praderas características de su relieve se acostumbra hallar entre sus pastura algunos tréboles. El trébol de cuatro hojas y La mitología escandinava incluía enanos, duendes y los norns, que distribuían suertes entre los mortales.

- Turquía: Los hombres turcos se saludan besando sus mejillas. Ésta es una costumbre que se observa normal en Turquía. Un hombre turco besa hombres, mujeres y una mujer turca besa hombres y mujeres en ambas mejillas. Los turcos tienen el hábito de quitar sus zapatos antes de entrar en casa. Cuando un niño nace y se le hace la circuncisión, parientes y amigos les dan una moneda de oro con un lazo rojo. Las mujeres más religiosas no besan hombres. Hay un ritual cuando una persona más joven saluda una persona más anciana de la misma familia o un amigo donde la persona más joven besa la mano de la persona anciana y lleva su mano hasta su frente, como una señal de respeto. Las familias turcas aman ofrecer algo a sus invitados. Puede ser almuerzo, cena o un té por lo que si se tiene una invitación para visitar una familia turca, se va con el estómago vacío. Normalmente la mujer de la familia cocina platos deliciosos durante el día entero y ofrece un banquete. Saboree un poco de todo porque si usted rechaza algo, ellos se quedaran decepcionados.

• Medio oriente: En la cultura musulmana la menopausia; que es el cese natural de la menstruación, es un proceso gradual de cambios en el cuerpo de la mujer que incluye dos de las tres fases de un rito de paso: la pérdida por parte de la persona de su estatus anterior y la adquisición de uno nuevo. En algunas sociedades mediterráneas las mujeres en la menopausia teñían su ropa de negro y se cubrían la cabeza. Estos signos indicaban que los hombres no podían coquetear o conversar con ellas y que la mujer había cambiado su rol. Se consideró que según la ley musulmana la ausencia de adornos se simboliza en el uso del negro como del tradicional burka, sin embargo a sus mujeres se les permite vestirse de cualquier color que no incite a la lascivia.

- África: Podemos observar algunos aspectos comunes como el importante papel de la danza como vehículo de expresión o comunicación social o espiritual. En África el bailarín es más que un intérprete; el bailarín es además un maestro, un historiador, un portavoz social, un sacerdote, un médium espiritual, un curandero y un contador de historias. En algunas de estás tribus la mujer que da a luz una niña es inmediatamente desvirgada al momento de nacer sin derecho a mantener su virginidad.

Etiqueta en la mesa

El comportamiento en la mesa al tomar los alimentos ha sido desde siglos una norma social entre las culturas de oriente a occidente. Por ejemplo, en las culturas jerárquicas rígidas como Corea y Japón, el alcohol ayuda a descomponer la estricta barrera social entre las clases. Permite un toque de informalidad. Es tradicional que el anfitrión y el huésped se turnen llenado copas de los otros y se estimulan entre sí para engullir. Para alguien que no consume alcohol, excepto por razones religiosas, puede ser difícil escapar del ritual de la bebida social. En la cultura Hausa, estar de pie mientras se come puede ser visto como una conducta ofensiva y de mal agüero, incluso insultar al anfitrión muestra una falta de respeto por la escasez de alimentos, se conoce como "comer con el diablo" o "cometer santi ". En China, una persona que toma el último elemento de la comida de un plato común o tazón sin antes ofrecer a los demás en la mesa puede ser visto como un glotón que está insultando a la generosidad del anfitrión. Tradicionalmente, si los clientes no tienen restos de comida delante de ellos al final de una comida, es a la deshonra de la acogida. En los Estados Unidos de América, se espera que un invitado se coma toda la comida que se les da, como un complemento a la calidad de la cocina. Sin embargo, todavía se considera de buena educación ofrecerle comida de un plato o tazón común a los demás en la mesa.

Recorriendo de Oriente a Occidente, observamos que la cubertería, que son los utensilios que se utilizan para servir la comida, es diferente como vemos los palillos orientales que se sujetan entre el dedo pulgar y el índice, y los tenedores y cucharas para cada ocasión de occidente. La aparición en Inglaterra del método Sheffield plate en 1743, por el cual la cubertería de cobre se plateaba con una delgada capa de este metal, redujo el precio e hizo posible la enorme proliferación de estilos y diseños que ha continuado hasta hoy. Los diseños para la aristocracia incluían un escudo o sello familiar. Los mangos de las cucharas y tenedores fueron haciéndose poco a poco con forma curvada para un uso más sencillo, y en Inglaterra se hizo popular el mango de cuchillo pistol-grip (empuñadura de pistola). En Francia, la terrible escasez de plata propició el aumento del empleo de la porcelana fina para los mangos de los utensilios.

Al mismo tiempo, aparecieron muchos otros artículos para la cubertería, tales como cazos, coladores de té, tijeras para uvas, utensilios para servir el pescado y pinzas para el azúcar. Además surgieron muchas variantes de los tres instrumentos básicos, cucharas de té, café, soperas y de sal; cuchillos de postre, fruta, mantequilla, pescado y trinchantes, así como cubiertos de ensalada, postre y pescado.

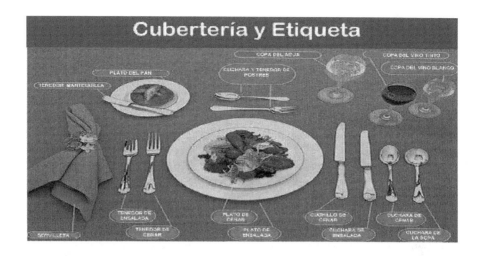

Cubertería y Etiqueta

Proyección artística

En la amplia industria del entretenimiento también se exige un alto estándar de proyección artística y personal que conjuga muchas o casi todos los entramados de la estética y la expresión de conceptos artísticos. Para muchos este ideal de realización profesional conlleva muchos años de perfeccionamiento en academias de diversas expresiones artísticas como es el modelaje, el canto, la actuación, la locución, la dirección artística de teatro, radio, cine y televisión, e incluso en el manejo de las relaciones públicas y concursos de belleza. Cada artista tiene su propio estilo, y por eso siempre vemos en medio de la sociedad movimientos o expresiones artísticas diversas que buscan destacar ideas, valores, conceptos y metáforas abstractas que pueden ser interpretadas para ser admiradas o rechazadas por una sociedad exigente y capitalista de la que nuestra opinión también forma parte.

Tomar la decisión de convertirse en un artista significa iniciar un proceso de aprendizaje de las técnicas adecuadas para ir así moldeando el o los talentos requeridos para ser considerados por los ansiados "busca talentos", jurados de concurso o socios inversores. El grado de decepción es alto

251

entre las grandes mayorías de soñadores que pululan en la sociedad global, con los que podemos competir al lanzarnos o a simplemente "probar suerte", mientras que quizás no suponemos tampoco el gran compromiso de trabajo, privación de la sociedad y riesgo que supone firmar los diversos contratos que obligan a cumplir con una agenda de promoción.

Por otra parte, las cualidades son inherentes y heredadas. En el pasado se consideraba que todo hijo de artista debía ser artista también, o aquel hijo de panadero debía aprender a hacer pan, el hijo de herrero crecer soldando el hierro y así sucesivamente. Se considera que la inteligencia de un niño o niña, es la capacidad que tiene de aprender y comprender y hace hincapié en las habilidades y aptitudes para manejar situaciones concretas, beneficiándose a través de la experiencia sensorial. Crear condiciones experimentales, ponen al descubierto el potencial que puede ser medido en términos cuantitativos que le otorgan un nivel de calificación por encima de sus contemporáneos, haciendo que se le destaque por demostrar sus capacidades sin mucho esfuerzo y con naturalidad en medio de sus acciones en la vida diaria.

No podemos asegurar que los cursos, estudios independientes, u horas de clases nos garanticen obtener el éxito en nuestra carrera artística si no seguimos meticulosamente los pasos para alcanzarlo. Las posibilidades artísticas siempre se ven influenciadas por limitaciones físicas, que es lo que se le llama el rango social de los artistas. El rango social de los artistas ha ido cambiando en Occidente a lo largo de los siglos. En la época clásica y en la edad media los poetas y escritores, al utilizar para sus obras sólo la capacidad intelectual, estaban considerados creadores de rango superior a los actores, bailarines, músicos, pintores y escultores, que utilizaban la habilidad manual o física. Pero en la actualidad ocurre lo contraria, donde los cantantes, actores y bailarines resultan atraer un público de consumidores más amplio que los poetas, escritores y pintores como en otras décadas.

Para su mejor comprensión, los abordamos a continuación por separado con el propósito de enlistar algunas recomendaciones además de definir sus funciones sociales.

- **La voz:** En la industria musical, medios de comunicación y la farándula internacional destacan el manejo de la voz a través de la locución, el canto, la declamación poética y el doblaje de voces. Hace referencia al manejo de la voz como melodía cantada sin acompañamiento, con ritmos y contornos melódicos estrechamente relacionados con los ritmos del habla con las pertinentes inflexiones del texto. La locución esta más relacionada al campo de la radiodifusión, tanto abierta como digital, la televisión y el campo periodístico ya conlleva mantener un tono de voz medio, con la ayuda de la amplificación sonora de los micrófonos, un dominio del lenguaje fluido y correcto sin el uso de balbuceos y modismos populares. En años recientes los recitales poéticos se han abierto paso en las ciudades, restaurantes, parques y demás eventos culturales con una presencia renovada de poetas que representan las más variadas tendencias literarias. Finalmente, en relación al uso de la voz, podemos citar que entre los géneros musicales que han impactado el devenir de las expresiones culturales actuales siguen siendo las más populares el hip hop afroamericano, la electrónica, el pop, las clásicas baladas románticas, el reggae y el folklore nacional.

- **El movimiento:** Las artes escénicas como el teatro y la danza en la sociedad contemporánea, los bailes proporcionan a los jóvenes ocasiones importantes para reunirse, expresar figuras conceptuales de la vida cotidiana y sobre todo los ritmos o géneros que surgen en las áreas urbanas y suburbanas, para dar a entender algo sin utilizar palabras pero con estilo de vestir propios. También es factible trabajar conceptos experimentales ayudados por la danza. Los movimientos rítmicos son capaces de lograr que el trabajo sea más rápido y eficiente, como en las danzas japonesas que se realizan en las plantaciones de arroz. En algunas culturas, como la latina, la danza es una forma de arte, y en el siglo XX algunas danzas que originalmente eran ritos religiosos o entretenimientos de la corte se han adaptado al teatro. Así, según los modelos clasicistas, se diferencia de la de sus contemporáneos en un mayor cuidado formal en las tramas y los versos. En sus obras los vicios son siempre condenados, a la manera de un final feliz y ejemplificador, contra la pauta de las comedias nuevas de los españoles Lope de Vega, Tirso de Molina, Guillén de Castro, Francisco Rojas Zorrilla, entre otros, que solían sacar consecuencias modélicas de situaciones donde los valores cristianos bordeaban lo ambiguo e incluso peligrosos límites. No es hasta mediados del siglo XX cuando el teatro latinoamericano ha adquirido cierta personalidad, al tratar temas propios tomando como punto de partida la realidad del espectador a quien va destinado.

Al asistir a un llamado de scouting de modelos o casting de actuación, se mantienen algunas recomendaciones para quienes deseen emprender una carrera artística. Buscar una agencia de representación puede ser excitante y estresante a la vez, pero de cualquier manera es importante conocer que no todas las agencias son lo mismo o buscan las mismas características de modelos.

• Durante tu búsqueda haz una cita para aplicar de acuerdo a las preferencias de cada agencia. Haciendo de otra manera más que impactar enviará tu aplicación a la basura.

• Cuando los llamados a castings se abren, es especialmente crucial seguir las reglas para ponerte del lado de la agencia buscadora. Recuerda que parte de ser una o un buen modelo es tener la habilidad de seguir instrucciones. Si tu no puedes llenar los requisitos para un llamado abierto y asistes, esto da una primera mala impresión y puede dar a entender al personal de scouting de la agencia que tu no sigues bien instrucciones.

• Llamados de Casting: Cuando busques algún llamado de scouting de modelos debes saber que no todas las agencias hacen llamados abiertos a disponibilidad. La mejor manera para encontrar esta información es visitando el sitio Web de la agencia de modelos. Cualquier detalle acerca del llamado de casting será indicado si es ofrecido o la agencia puede establecer que ellos no organizan llamados a castings abiertos. Si ellos no los mencionan; eso es prueba de que ellos no lo utilizan.

• Conoce bien tu agencia y síguela: Nunca dejes pasar un llamado a casting. Siempre verifica la información del sitio de la agencia de modelaje para conocer cómo ellos manejan su base de datos, cuando ocurren, a qué hora y estima qué vestuario deberás llevar. Siguiendo las instrucciones le dejas las cosas más sencillas a la agencia. Cientos de esperanzados modelos se presentan a casting y sólo algunos, propiamente preparados estarán un tiempo trabajando con el equipo de la agencia.

• Prepara tu booking: Un fotógrafo profesional es la persona ideal para ayudarte a crear un "booking" que es término inglés que designa un portafolio de trabajos de modelaje previos que como modelo hayas realizado. Si se es modelo principiante, también se debe tener un booking de al menos una sesión fotográfica que incluya estilos versátiles, tanto cortes clásicos, como modernos y excéntricos o étnicos, ya que nunca se sabe en cuál de éstos los directores de la agencia te puedan considerar, según el diseño del concepto de cada campaña de mercadotecnia.

• Previo a la cita de casting: Cada agencia de modelaje establece sus días de llamado, puede ser de uno a dos días a la semana, de una vez al mes o incluso de menor frecuencia como una vez al año. La duración de un casting es de aproximadamente de dos horas, por lo que si se aplica a más de una agencia se debe ser muy organizado y llevar una agenda meticulosamente. Recuerda que no eres el único en asistir por lo que es preferible llegar antes de la hora estipulada y se paciente a que inicie, aunque la fila de personas ya esté allí.

• Llevar compañía a tu casting: Si tú eres un modelo menor de edad, entonces tu guardián o pariente autorizado debe asistir contigo a la hora de atender el casting. Sin excepciones, se debe llevar solo uno de los padres, no se debe llevar los bebés o niños pequeños. Para los modelos mayores de 18 años y de mayor edad, pueden ir solos aunque se acostumbra asistir con un o una asistente personal de imagen que no deberá pasar del área de camerinos ya que su trabajo sólo debe constar de brindar ayuda en el maquillaje y vestuario. Nunca debe entrar al estudio de casting.

• Viste sabiamente: Asistir a un llamado de casting es tu oportunidad para que la agencia conozca cómo tú eres. El propósito es que ellos te conozcan brevemente y evalúen tu potencial. No significa que asistes para hacer una demostración de las mejores piezas de alta costura de ropero, sino de demostrar versatilidad de tu carácter. Algunas agencias les dan sugerencias del tipo de ropa que deben vestir el día del casting, si no existe ninguna detallada estonces sí se permite cierto grado de informalidad como zapatillas limpias, jeans y t-shirts preferiblemente de colores sólidos. Si el casting es de temporada de verano se recomienda incluir un vestido de baño de dos piezas. El cabello debe estar seco y manejable para cada estilo a modelar.

• Evita distracciones: Si estas asistiendo a la escuela o a la universidad, evita distracciones como hablar por el celular, jugar juegos o hacer la tarea. Debes demostrar que el casting tiene toda tu atención. No hacerlo así, demostraría que tienes mejores cosas que hacer que atender el casting. Ha ocurrido en algunos castings que las modelos están tan distraídas con sus celulares que el equipo de scouting las omite y deja pasar a las demás, por lo que te recomendamos mantenerte alerta al llamado para ser evaluado o evaluada.

• Disfruta tu momento de glamour: El más ineludible consejo de modelaje, o para cualquier otro lugar es relajarte, sentirte plena y ser tu misma para demostrar al equipo una personalidad extrovertida y genuina. Tampoco exageres usando demasiadas frases halagadoras como: "Wao, que maravillosa es la agencia y sus modelos". El llamado a casting es para tu brillar, así que escucha a la agencia, responde sus preguntas dando lo mejor de tus habilidades y sonríe.

• Si tus cualidades van mucho más allá del manejo de tus poses en un estudio fotográfico y exteriores, al poseer buena memoria para los diálogos, dominas a la perfección tus emociones y sentimientos para proyectar una personalidad impactante ante las cámaras, tu sueño puede ser trabajar como actor o actriz. Quizás desde hace tiempo te haz estado diciendo "hazlo", haz estado esperando que suene el teléfono pero aun no han habido llamadas de retorno.

Pues se dice que lo que separa a los verdaderos profesionales de los "wannabes" no es la inspiración, sino la preparación y la ejecución. Toma el control de tu audición con estos diez útiles consejos para mejorar tus habilidades.

1.   Confianza: Esto suena simple pero toma mucha práctica. Camina travesando la puerta con tu cabeza en alto, esta atento al mover tus pasos. Si tú no consigues ganchos de simpatía y estás nervioso, no te sientes bien, o tuviste un mal día. Déjalo detrás de la puerta. Tú estás siendo caracterizado desde el segundo en que pasaste dentro, así prácticas las

buenas posturas y el lenguaje corporal antes de entrar. Y no olvides sonreír esa es la única impresión que tu querrás dejar.

2. Personalidad: Déjala brillar por todo lo largo. No des respuestas de una sola palabra cuando tengas una conversación con el director de casting, pregunta tú también. La industria busca audaces y curiosos actores.

3. Conexión: Haz una con el lector, memoriza el material o familiarízate lo suficiente con éste para mantener un punto de vista. Conocer el diálogo es importante, pero hacer una conexión emocional con el personaje es lo que hará que la escena quede natural y creíble.

4. Personaje: Conoce bien tu personaje. Lee el guión completo de antemano a cualquier ensayo, tantas veces como sea posible. Nosotros conocemos a un personaje contestando lo siguiente:

- Qué dice él o ella acerca de sí misma?

- Qué dicen otros caracteres acerca de él o ella?

- Qué dice el libreto o escritor acerca de él o ella?

5. Objetivo: Ve y desentraña el dialogo. ¿Que busca él o ella de los demás personajes?.

6. Obstáculos: ¿Qué está en el camino del personaje para conseguir lo que él o ella quiere? Actuar se define como ¿qué te ocurre así como intentas lograr tu objetivo, a pesar de los obstáculos?

7. Oposición: Llorar no es la única manera de mostrar odio o rabia. Algunas veces siendo tan quieto como se logra apuntar es una poderosa demostración de emoción. Jugando lados opuestos es una selección más interesante que ser obvio.

8. Amar: Encuentra el amor en la escena. Incluso personajes ofensivos y despiadados deben interpretarse a cierto nivel de agrado. Como antagonista también se debe encontrar un momento de amor en la escena.

9. Actuar: Actuación significa hacer, no hablar. Encuentra tus acciones e interprétalas, algunos libros de actuación pueden ser aquí útiles.

10.   Varios: Siente los niveles y dinámica de escena. Interactúa, no juegues con una sola emoción. Si el personaje esta enojado e inflexible, encuentra cuándo puede el personaje demostrar algo de vulnerabilidad.

Ideas claves y actividades del Capítulo

IDEAS CLAVES DEL CAPÍTULO

▶ Los protocolos de comportamiento en n ambiente cultural, los lazos o contactos sociales y empresariales nos obligan a mantener una apariencia estética que nos permite encajar dentro de cualquier grupo emulando comportamientos y hábitos tradicionales que debemos conocer cuando queremos agradar a los demás.

▶ La etiqueta es diferente en cada país y no podemos modificarlas todo el tiempo a nuestro gusto o capricho sino que nos acostumbramos a vestir de acuerdo a cada ocasión o evento social.

ACTIVIDADES SUGERIDAS

Organice un día de vestimenta libre entre su personal o grupo de estudiantes.
• Asigne a cada grupo o estudiante de una vestimenta étnica, empresarial o folklórica de su preferencia para asistir al salón y sustentar frente a su grupo, ¿Por qué considera que su tipo de vestimenta seleccionada le representa?

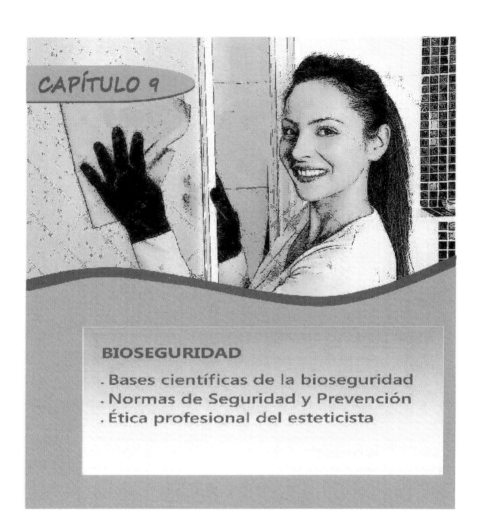

CAPÍTULO 9

BIOSEGURIDAD

. Bases científicas de la bioseguridad
. Normas de Seguridad y Prevención
. Ética profesional del esteticista

Bioseguridad

Debemos tener en cuenta que el Centro de Estética debe ser un lugar agradable que debemos mantener limpio y ordenado. Al ser un lugar usado por varias personas, nuestro interés debe centrarse en que todo aparezca limpio y ordenado para ofrecerles la mejor imagen posible. No podemos separar el concepto de seguridad del de higiene. Un ambiente limpio y desinfectado, no sólo da una buena imagen del salón de belleza, sino que da la garantía de calidad y seguridad en el cliente. Prácticamente existe un problema "invisible" en nuestro entorno que puede en determinada circunstancia, producir efectos no deseados.

La Bioseguridad es un conjunto de normas, medidas y protocolos que son aplicados en múltiples procedimientos realizados en investigaciones científicas, comercios, áreas públicas y trabajos docentes con el objetivo de contribuir a la prevención de riesgos o infecciones derivadas de la exposición a agentes potencialmente infecciosos o con cargas significativas de riesgo biológico, físico y químico. Las medidas de bioseguridad engloban además de los laboratorios que manipulan cepas de virus y bacterias de alta peligrosidad de contagio, sino que también incluye hábitats naturales como en especial la agricultura, ríos y playas contaminados, actividades empresariales, eventos masivos y lugares públicos.

Su terminología esta compuesta por un neologismo a partir del griego "bio" que significa vida, y "securitatis" que significa seguro o libre de riesgos. En caso de riesgo al manejar sustancias toxicas o de epidemias y pandemias mundiales suele referirse al bloqueo de la proliferación de microorganismos o materias vivas capaces de provocar infecciones respiratorias o tóxicas en personas, animales o el medio ambiente.

Las políticas gubernamentales de bioseguridad proliferan de tanto en tanto, de acuerdo a las circunstancias de salud de los ciudadanos y son objeto de controversias. Lo que se intenta es garantizar el control de los agentes biológicos que atentan contra la salud pública mediante la activación de protocolos de seguridad que deben ser cumplidos durante un periodo de cuarentena o tiempo de cuarenta días, semanas, años, de aislamiento preventivo a que se somete a la población para verificar estadísticas clínicas de enfermedades en proliferación.

En bioseguridad se manejan tres conceptos principales:

- Contaminación: Es la introducción de algún tipo de sustancias o energía que atenta contra los seres provocando un daño casi irreversible. Ya sea en el ambiente, en el agua o algún producto.
- Desinfección: Eliminación de los gérmenes que infectan o que pueden provocar una infección en un cuerpo o lugar. La desinfección de una herida, una organización ecologista en la limpieza o sea la esterilización.
- Limpieza y esterilización: Limpio refiere a la condición de aseo, cuidado y pulcritud libre de manchas que puedan ostentar una cosa, lugar, objeto o superficie, habitable en pocas palabras.

Precauciones universal de bioseguridad

Este conjunto de precauciones debe ser aplicado en todo tipo de pacientes. Para efecto práctico toda persona debe ser considerada como portador de enfermedades transmisibles.

- Lavado de manos: Utilizando jabón antiséptico antes y después de cada contacto.
- Uso de elementos de protección personal: Como guantes, tapabocas, gafas o protectores oculares, delantales impermeables.

- Extremar precauciones para evitar lesiones, se deben tomar todas las precauciones necesarias para minimizar el riesgo.

- Evitar al máximo la práctica de respiración boca a boca.

- Evitar la realización de procedimientos a pacientes con heridas expuestas.

- El embarazo no aumenta el riesgo, pero se debe tomar las precauciones

Los microorganismos y las infecciones son seres vivos con dimensiones menores a 1 mm, por lo que solamente son visibles con la ayuda de un microscopio. Las condiciones para el desarrollo de microorganismos les permiten proliferar en poco tiempo, evitando que los demás crezcan produciendo incluso la destrucción de donde se alojan. Estas condiciones son donde hallan nutrientes como carbono, nitrógeno y sales minerales. El agua, si un ambiente carece de agua es muy difícil que un microorganismo se desarrollo. En cuanto al oxígeno existen microorganismos que viven tanto en ausencia de oxígeno como ventilados. El ph. o medida del nivel de acidez en el entorno va desde los niveles alcalinos como los ácidos. Por último encontramos la temperatura donde los hay de tres tipos, los que crecen en climas fríos, medios y cálidos.

Las infecciones son el efecto que ocurre tras la entrada y crecimiento de microbios en otro organismo determinado, ocasionando un daño que antes no existía. A la alteración o daño ocasionado se le denomina enfermedad infecciosa. Cuando esta enfermedad infecciosa puede transmitirse a otras personas se denomina enfermedad contagiosa.

Los microorganismos se clasifican en cuatro grupos: bacterias, hongos, protozoos y virus. Las bacterias son microorganismos unicelulares, formados por una sola célula, y pueden formar esporas, las infecciones más frecuentes en la piel se producen por bacterias. Son la foliculitis, las pústulas, la dermatitis y el acné.

Los hongos son microorganismos que pueden ser unicelulares como levaduras, o bien formar filamentos por uniones sucesivas de células. Entre las enfermedades producidas por hongos está la micosis, de pies y uñas. Los virus son otro tipo de microorganismos que son considerados partículas, no células, capaces de reproducirse y viven como parásitos de otras células. Entre estos encontramos la hepatitis y el Sida y se trasmiten por muchas vías al ser humano como respiratorias, sexual, o digestiva.

NIVEL DE BIOSEGURIDAD	ESCENARIO O HÁBITAT	MEDIDAS
NIVEL 1: BAJO	ÁREAS PÚBLICAS, HOSPITALES Y CLÍNICAS, SALUD SANITARIA Y RESTAURANTES, PROCESADORAS DE ALIMENTOS. EL ESPACIO NO ESTA ESPECÍFICAMENTE DISEÑADO PARA BIOSEGURIDAD.	• DISTANCIMIENTO CORPORAL DE 1 A 2 METROS. • USOS DE TAPABOCAS. • USO DE GEL ALCOHOLADO. • LAVADO DE MANOS. • USO DE GUANTES PLÁSTICOS. • USO DE DELANTALES IMPERMEABLES. • NO HAY SUPERVICIÓN DE PERSONAL PERMAMENTE.
NIVEL 2: MODERADO	EL EDIFICIO TIENE UN ÁREA RESTRINGIDA PARA LABORES CIENTÍFICAS ESPECÍFICAS.	• EL PERSONAL TIENE ENTRENAMIENTO ESPECIAL EN EL MANEJO DE MICROORGANISMOS PATÓGENOS. • EL ACCESO AL ÁREA DE OBSERVACIONES ES RESTRINGIDO. • SE PROHIBE EN EXTREMO EL ACCESO DE INTRUMENTOS PUNZOCORTANTES. • CONTROL DE AEROSOLES EN GABINETES.
NIVEL 3 POTENCIAL MORTAL	LABORATORIOS CLÍNICOS DE INVESTIGACIÓN, EMPRESAS FARMACEUTICAS Y UNIVERSIDADES, DE AGENTES CON UNA AMENAZA POTENCIALMENTE MORTALES.	• HAY CABINA DE BIOSEGURIDAD. • LAS VESTIMENTAS, INSTRUMENTOS Y EQUIPOS SON SANEADOS. • EL EDIFICIO ESTA COMPLETAMENTE DISEÑADO PARA CONTROL DE LA ENTRADA Y SALIDA DEL PERSONAL. • EL PERSONAL ES CONTINUAMENTE SUPERVISADO POR CIENTÍFICOS. • LA VENTILACIÓN DEL AIRE ES ESPECIALMENTE CONTROLADA.
NIVEL 4 MORTAL	LABORATORIOS DE ALTA SEGURIDAD BIOLÓGICA HAY 30 LABORATORIOS EN EL MUNDO: ESTADOS UNIDOS, ESPAÑA, ITALIA, JAPÓN, ALEMANIA, ARGENTINA, SUDÁFRICA, TAIWAN Y OTROS.	• SE APLICAN MEDIDAS TEMPORALES DE CONFINAMIENTO HASTA ASEGURAR QUE EL RIESGO DE CONTAMINACIÓN O CONTAGIO ES CERO. • EL PERSONAL MÉDICO ESTA ENTRENADO EN ESTERILIZACIÓN Y CONTROL DE INFECCIONES MORTALES.

Bases científicas de la Bioseguridad

La palabra higiene tiene dos significados muy relacionados dentro de la estética y cosmetología, por una parte significa limpieza y por otro, es un método o sistema dedicado a la prevención de enfermedades de cualquier tipo.

La descontaminación microbiana es la eliminación de microorganismos de un utensilio, producto o de un ambiente en general. En los locales de estética y belleza se tienen normas de limpieza y desinfección que deberán extremarse en casos de sospecha de infecciones cutáneas en alguna clienta. Por lo que será imprescindible comprobar si existen heridas o infecciones en la piel en todas las operaciones profesionales.

Existen diferentes niveles dentro de este concepto. Los sistemas o métodos de descontaminación se diferencian en su campo de acción y sus efectos.

• Desinfección: Es el método aplicado a instalaciones objetos y utensilios para destruir microbios, excepto esporas y virus. Se usa amoniaco, cloros o lejía y derivados del yodo.

• Desinfectación: Es el sistema utilizado para eliminar alimañas e insectos visibles como hormigas, ratas, piojos, gusanos y pulgas para que desaparezcan del ambiente. Se utilizan insecticidas y raticidas para exterminar las plagas.

• Antisepsia: Es la que se usa en caso de heridas de personas y animales para evitar el efecto de bacterias y hongos. Se utilizan agua oxigenada, tintura de yodo, jabón antiséptico.

• Esterilización: Actúa sobre microorganismos y parásitos en las ropas, utensilios, envases y productos perecederos. Se utiliza la temperatura en hornos, calderas, radiación.

En estética los métodos de remoción más empleados son desinfección y esterilización y se desglosan así:

- El calor húmedo con esterilizadores de vapor a 200 °C. Existen aparatos especiales donde se introduce el material a esterilizar, es un método rápido y cómodo.

- Empleo del glutaraldehído al 2%.

Para la desinfección por glutaraldehído debemos preparar nosotros la disolución al 2% en agua. Este compuesto posee un gran poder antimicrobiano y puede ser esterilizante. Si se mantiene el material sumergido durante 10 minutos actúa como desinfectante.

Principios de bioseguridad

Asumir que todo paciente está potencialmente infectado al igual que sus propios fluidos y los objetos utilizados en su atención.

a) Universalidad: Toda persona debe tomar precauciones para prevenir la piel de las membranas mucosas que pueden dar origen a accidentes, estando o no previsto el contacto con la sangre.

b) Uso de barreras: Evitar la exposición directa a la sangre y otros fluidos orgánicos.

c) Medio de eliminación de material contaminado o material sin riesgo.

Condiciones para el lavado de manos

Durante las labores asistenciales. No usar anillos en los dedos, ni pulseras ni relojes. No usar esmalte de uñas, mantenerlas limpias y cortas.

TÉCNICAS DE LAVADO DE MANOS. El lavado de manos es el método más simple, económico e importante procedimiento, para la prevención de las infecciones.

LAVADO DE MANOS. El lavado de manos es un procedimiento importante para prevenir y controlar la infección, disminuir al máximo la transmisión de microorganismo y la posibilidad de contaminación de los productos. Y es como sigue:

1. Humedezca sus manos.

2. Aplique el jabón antimicrobiano y distribúyalo por la totalidad de las superficies de las manos.

3. Limpie sus uñas con el cepillo
4. Friccione cada dedo en forma circular.
5. Frote los espacios entre los dedos.
6. Friccione las muñecas en su contorno circular.
7. Enjuague con abundante agua, seque con una toalla. Repita de ser necesario.

Al procesamiento del lavado de manos también se le conoce como remoción, existen dos tipos de remoción.

• Remoción manual o mecanizada: Se refiere al lavado de manos con jabón líquido, dejando los microorganismos en suspensión permitiendo así removerlos. Se hace antes de realizar cualquier procedimiento estético, facial y ornamental como manicure, pedicure, peinado, depilación o masaje. También entre cada cliente al finalizar su atención.

• Remoción Química: Se refiere al lavado profundo con soluciones antisépticas, logrando inhibir o destruir el crecimiento de microorganismo. Se indica en procedimientos rutinarios no invasivos como masajes, faciales y maquillaje.

Normas de seguridad

Dos aspectos fundamentales a considerar respecto a la seguridad en nuestro trabajo profesional son por un lado lo relativo a los posibles accidentes que pueden ocurrir, tanto al trabajador como al cliente, y el otro relacionado a las enfermedades profesionales que surgen del desarrollo de nuestro trabajo.

Ante todo ello podremos aplicar las medidas terapéuticas más importantes como las de la prevención. Evitar accidentes y enfermedades profesionales conlleva desarrollar medidas preventivas en el área de trabajo como en su organización y limpieza incluido material de trabajo.

Si se produce un accidente o surge una situación que precise una atención rápida y eficaz del profesional, es necesario que este conozca la forma de prestar los primeros auxilios antes de trasladar al afectado al centro médico.

Los accidentes son las lesiones sufridas por clientes y trabajadores por incumplimiento de las normas básicas de seguridad. Los factores que los suscitan regularmente son las uñas largas y manos mal lavadas en el profesional, empleo inapropiado de los diferentes productos químicos o deficiencias en las instalaciones.

Entre las medidas de seguridad que se deben tener en cuenta se mencionan:

• Reducción del riesgo con entrenamiento sanitario, uso de guantes y gafas, así como la protección del cliente con manta, además se debe contar con un botiquín con hipoalergénicos, antiinflamatorios, ungüentos anti quemaduras y analgésicos.

• Control de las dosis cosméticas y posibles agentes causantes de injurias, productos inflamables, así como de la temperatura del lugar y el uso de aparatos.

• Mantener el orden de estantes y el orden general dentro de las instalaciones, como la ubicación de los cables eléctricos y los pisos resbaladizos.

Reacciones Toxicoalérgicas

El 90% de los accidentes producidos en estéticas son producidos por los cosméticos empleados. Destacan sobre todo las reacciones alérgicas a los perfumes y a tintes de color. Sin embargo también se mencionan las reacciones a cremas de tratamiento facial sobre el rostro, eczema en el contorno de las uñas por la aplicación de acrilatos, y eczema de contacto a lápiz labial.

Las principales pautas que se deben seguir, para evitar cualquier problema relacionado son:

• Seguir las instrucciones escritas en el prospecto del fabricante del cosmético.

• Consultar si sufre procesos alérgicos de algún tipo, especialmente a productos cosméticos. Si es así debemos ver la conveniencia de la aplicación del cosmético.

• Ante signos de irritación o hipersensibilidad en el cliente luego de aplicar el producto, retirar con agua y remitir a un médico.

Ética profesional del Esteticista

Es el conjunto de principios, valores y normas de actuación por lo que se debe regir el personal de la estética en el desarrollo de sus funciones, con valores manteniendo así un código de excelencia. La conducta apropiada que debe tener el profesional con los pacientes, los profesionales afines, a sociedad en general y el medio ambiente.

El Código de Ética responde a la confianza que ha depositado la sociedad en la idoneidad de los profesionales de estética. El objetivo de la medicina estética es el de prevenir, mejorar y tratar total o parcialmente los aspectos inestéticos del paciente para beneficiar su calidad de vida. La esteticista no discriminará a sus pacientes por razones de religión, ideología, raza, sexo, nacionalidad o extracción social.

En su artículo 1 nos dice "La esteticista le debe lealtad al paciente en primer lugar y fomentará la confianza mutua". Sobre su preparación el artículo nos dice "La esteticista debe tener el respaldo académico e institucional. Esta debe ser confiable y de prestigio". Respecto a las facilidades refiere el artículo que debe "ofrecer tratamientos de calidad, poniendo a disposición de los pacientes los productos, el equipo y las instalaciones más apropiadas y respetando las guías de práctica clínica".

La legislación moderna de cada nación han establecido normativas de regulación para centros de cosmetría o cosmetología, centros de formación así como las de educación

269

no formal, y similares de la obligación de sujetarse a leyes vigentes y certificar acreditaciones, diplomados, y técnicos como constancia considerando los requisitos y reglamentos de sanidad para cosmética. Puede ser causal de cierre incurrir en irregularidades, impuesta por la autoridad educativa o de salud estatal, debidamente asignada para este tenor. Nadie podrá anunciarse, ejercer o desempeñarse como cosmetólogo, ni abrir al público centro de belleza, de cosmetología o estética, sin haber cursado un ciclo de bachillerato secundario y un curso con un programa de al menos 500 horas teórico práctico.

El ejercicio de la estética y cosmetría se regirá por principios humanísticos, de salud e imagen personal, razón por la cual deberá desarrollarse en centros autorizados para ese fin. El esteticista o cosmetóloga no podrá realizar ningún procedimiento, práctica o acto reservado para los médicos o profesionales de la salud sino a las técnicas limitadas a la belleza cosmética.

Los procedimientos reservados al cosmetólogo son la limpieza facial, masajes faciales y corporales, depilación, drenaje linfático y en general aquellos procedimientos invasivos que no requieran intervención quirúrgica y demás operaciones médicas de la salud.

LOS 10 PRECEPTOS DEL ESTETICISTA. El ejercicio profesional de la disciplina cosmética indica que deberá regirse por los siguientes preceptos:

1) Deberá presentar una vestimenta impecable, saludable e higiénica el centro de estética.

2) Obtendrá el permiso o autorización de las autoridades competentes del mismo domicilio donde se ofrecerán e impartirán las actividades comerciales de cosmética.

3) Se proveerá de los implementos esterilizados y desechables de bioseguridad, equipos de biotecnologías y demás instrumentos.

4) Atenderá con prontitud y eficiencia al usuario en la prestación de los servicios estéticos.

5) Aplicará sus conocimientos y habilidades en forma sobria y conciente y de observar dudas respecto al diagnóstico del usuario del servicio, lo remitirá a un dermatólogo.

6) Solo aplicará a los usuarios los tratamientos con los protocolos autorizados por las entidades estatales asignadas a su país o región.

7) Se deberá de abstenerse de atender a menores de edad sin la autorización presencial de sus padres o representantes legales.

8) El cosmetólogo no expondrá a sus clientes y usuarios regulares a ningún riesgo injustificado, y deberá realizar las advertencias previas o contraindicaciones de los tratamientos que se le aplicarán y debidos procedimientos.

9) El cosmetólogo deberá asistir a eventos que se relacionen con su ocupación o área específica de la rama, así como colaborar con medios de comunicación.

10) Atenderá en caso de que la haya a las posibles modificaciones de la leyes y decretos de sanidad pública dictados por los organismos, oficinas y demás entidades de interés para salud pública. Estos estarán autoriadas para imponer sanciones al comercio que van desde amonestación privada, pública, multas, suspensión temporal de las actividades, hasta el cierre o cancelación del permiso de operaciones.

Ideas claves y actividades del Capítulo

IDEAS CLAVES DEL CAPÍTULO

► La bioseguridad debe de ser parte integral de los procedimientos previos del manejo de los deshechos, del aseo, higiene de todo el personal de la clínica estética.

► Las normas éticas del esteticistas deben de sujetarse a las leyes sanitarias del país o estado donde se desempeñan, cuidando en todo momento de No cometer violaciones, falsificaciones ni fallas a la salud de los pacientes, quienes en todo caso tienen derechos civiles que todos debemos cuidar que se cumplan.

ACTIVIDADES SUGERIDAS

Organice un presupuesto de Bioseguridad para una clínica estética:

• Planifique cuántos implementos esterilizados como guantes, tapabocas, gel y jabones, detergentes, bolsas de basura, tinacos, etc. Deberá utilizar un personal dentro de la clínica estética, spa o sala de masajes deberá utilizar en un periodo de tiempo determinado.

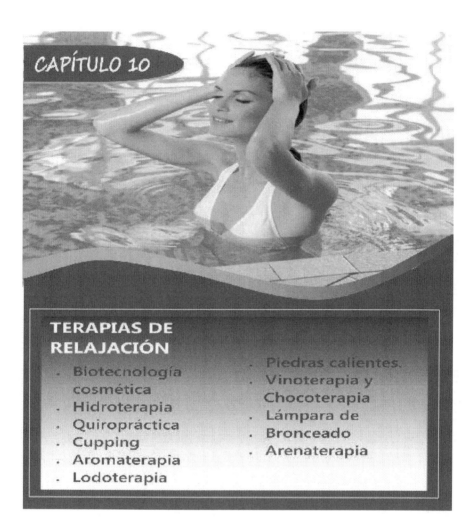

CAPÍTULO 10

TERAPIAS DE RELAJACIÓN

- Biotecnología cosmética
- Hidroterapia
- Quiropráctica
- Cupping
- Aromaterapia
- Lodoterapia

- Piedras calientes.
- Vinoterapia y Chocoterapia
- Lámpara de
- Bronceado
- Arenaterapia

CAPITULO 19

Terapias de Relajación

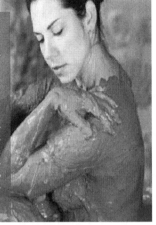

Las terapias de relajación son, a diferencia de los protocolos de aparatología aplicados con biotecnología Cosmética: aquellas prácticas milenarias influenciadas por las culturas asiáticas y europeas que se fundamentan en el uso del agua, las agujas, los aromas, los sedimentos térreos, los vinos y las piedras. Estas terapias proveen una experiencia de relajación física y emocional única e inolvidable. Aportan nutrientes valiosos a la piel, impulsan la circulación superficial de la sangre y el líquido linfático y depuran las vías respiratorias e influyen en la sensación de bienestar.

Cuando se utilizan en masajes y baños, son absorbidos por la piel y penetran en el flujo sanguíneo. Cuando se inhalan, las moléculas del aceite estimulan los receptores olfativos del cerebro que, a su vez, provocan una respuesta en las áreas del cerebro que regulan el ritmo del corazón, la presión sanguínea, la respiración, la memoria, los niveles de estrés y el equilibrio hormonal. Los Spa se especializan en estas técnicas de relajación a diferencia de una clínica que trata otros problemas más específicos de la salud de la epidermis.

Es importante distinguir que cada terapia tiene sus propios preceptos de funcionalidad, efectividad y aplicación, que vienen asociados a cada cultura o país. No podemos intentar imponer en un público, o atraer una clientela tan constante como quisiéramos, ya que podría sentir aversión a verse en ciertas situaciones, como ocurre con la lodoterapia, la vinoterapia u otra de las que mencionamos aquí a continuación.

Le corresponde al personal de los diferentes locales donde se imparten los servicios de relajación, ofrecer un

275

paquete de servicios apropiado a las recomendaciones de sus clientes, protegiendo siempre la integridad del cliente y la reputación que se construye la marca o franquicia de belleza, relajación y estética.

Biotecnología cosmética

En este capítulo mencionamos la biotecnología cosmética es una rama de la biotecnología aplicada a la industria, principalmente al cuidado estético de las personas, manipulando células mediante procesos bioquímicos, toxicológicos y electromecánicos. También conocida como Aparatología estética, se refiere a todo dispositivo médico, operacional y funcional que reúne sistemas eléctricos, electrónicos, mecánicos, hidráulicos, incluyendo sus programas informáticos que son destinados a ser usados para en las clínicas estéticas y consultorios dermatológicos. Se subdivide en aparatología reductiva como la cavitación y la vacunterapia.

Hidroterapia

Como su nombre lo indica Hidroterapia, en medicina alternativa, es el uso del agua en el tratamiento de las enfermedades. La hidroterapia fue empleada por los médicos de la Antigua Grecia. El alemán Vincenz Priessnitz, popularizó el uso de balnearios en Alemania y en otras zonas de Europa, donde aún es popular. Hay pocas pruebas de que las aguas minerales ofrezcan algún efecto específico que el agua caliente normal o la fisioterapia no puedan aportar.

La hidroterapia tiene muchas aplicaciones. El agua caliente relaja las contracturas; por ello, la hidroterapia ha sido muy útil en el tratamiento de trastornos como distensiones y estiramientos musculares, fatiga muscular y dolores de espalda. El calor se suele utilizar junto con masajes u otros tratamientos manipulativos o estimulantes, como baños de remolino. Los baños Sitz (sentados en agua caliente) son eficaces en el tratamiento de hemorroides inflamadas y dolorosas. El agua es también útil en la fisioterapia ya que los pacientes que llevan a cabo los ejercicios en un medio flotante pueden movilizar las zonas debilitadas de su cuerpo sin tener que vencer la fuerza de la gravedad.

Quiropráctica

Literalmente significa medicina manual y se ha venido practicando por médicos desde los tiempos de Hipócrates. La medicina quiropráctica actual fue introducida en 1895; hoy es la práctica médica que no utiliza medicinas más extendida. En esencia el tratamiento no es médico ni quirúrgico. La medicina quiropráctica se centra en la prevención y tratamiento de procesos a través de consejos psicológicos, sanidad, higiene, nutrición, y la manipulación de la columna y otras articulaciones. Las bases de la práctica son, en esencia, que los regímenes establecidos restauran la función normal de las articulaciones del organismo, lo que ayuda al paciente a recuperar la salud. La medicina osteopática es muy similar a la medicina quiropráctica y ambas se han desarrollado desde la misma práctica. Los quiroprácticos utilizan los rayos X con más frecuencia que los osteópatas y, en general, se cree que están mejor capacitados para curar dolores de espalda y devolver la salud. En líneas generales, la osteopatía comprende la manipulación del cuerpo, y de forma más específica, la columna vertebral, con movimientos rítmicos y masaje en áreas que pueden causar constricción de los nervios y los vasos que transporta la sangre. Los osteópatas, reivindican también la curación de numerosas enfermedades.

Cupping

La terapia con Ventosas se conoce también por su nombre en inglés, Cupping, que viene de "cup", que en inglés significa "taza". El Cupping o Terapia con Ventosas es una terapia muy antigua y universal y consiste en hacer un efecto de vacío en el cual la ventosa se pega al cuerpo, succiona la piel y parte del músculo, abre los poros y mueve la circulación sanguínea y linfática. En las primitivas prácticas chamánicas, ya se aplicaban las ventosas con el fin de succionar el espíritu causante de la enfermedad del cuerpo. En las ventosas de cristal el vacío de genera de varias formas, todas ellas con la utilización del fuego. La técnica consiste en consumir el oxígeno que hay dentro de la ventosa e inmediatamente aplicarla sobre la piel antes de que vuelva a entrar más oxígeno. De esta forma se hace el vacío.

La aplicación de las ventosas consiste en hacer un efecto de vacío en el cual la ventosa se pega al cuerpo, succiona la piel y parte del músculo, abre los poros y mueve la circulación sanguínea y linfática.

En las ventosas de cristal el vacío de genera de varias formas, todas ellas con la utilización del fuego. La técnica consiste en consumir el oxígeno que hay dentro de la ventosa e inmediatamente aplicarla sobre la piel antes de que vuelva a entrar más oxígeno. De esta forma se hace el vacío.

Las ventosas de plástico vienen con una bomba de succión que permite controlar la cantidad de aire que se extrae de dentro de la ventosa. Otro modelo de ventosas son las de plástico con una pera de goma que extrae el aire.

Las ventosas se pueden utilizar de varias formas:

• En masaje: En este caso, se aplicaría aceite sobre la piel para permitir el deslizamiento de la ventosa. Se realiza un masaje por la zona a tratar para provocar la hiperemia y mover los fluidos. La finalidad de esta técnica es la desintoxicación del organismo de las toxinas que circulan por sangre y linfa. Para esta técnica la ventosa más utilizada es la de pera de goma

• Técnica de aplicación y extracción rápida de la ventosa: Esta técnica se utiliza solamente en la espalda, y es para hacer incidencia en los pulmones. Se aplica la ventosa, se deja dos o tres segundos y se separa de la piel con un movimiento rápido para aplicarla inmediatamente de nuevo en el siguiente punto, repitiendo el proceso, recorriendo de esta manera toda la zona a tratar. Esta técnica es específica para casos de mucha congestión pulmonar por mucosidades. Ayuda a que se desprenda el exceso de mucosidad y que salga a través de la tos.

En esta técnica se suelen utilizar las ventosas de cristal.

• Ventosa fija seca: Esta técnica consiste en dejar la ventosa fijada en la piel, en puntos específicos para tratar las zonas reflejas orgánicas del cuerpo a través de sus puntos reflejos en la espalda. También se utiliza en el tratamiento de los denominados puntos gatillo, es decir, puntos de máximo dolor, generados por contracturas y bloqueos estructurales..

• Sangrado con ventosa: Cuando hay zonas muy congestionadas e inflamadas en algún punto determinado, se puede extraer un poco de sangre para hacer bajar la tensión de dicha zona. Para ello, se pincha la piel con una lanceta en esa zona y se coloca la ventosa fija. Es el mismo cuerpo el que impulsa hacia fuera la cantidad de sangre que necesita liberar, para que la zona se descongestione y mejore con más rapidez.

Aromaterapia

La aromaterapia, en medicina alternativa, es el uso terapéutico de aceites esenciales extraídos de las plantas. Los aceites esenciales proporcionan a las plantas su fragancia y sus efectos curativos sobre el cuerpo y la mente son conocidos desde la antigüedad.

Los antiguos egipcios los usaban en cosméticos y medicinas. También los utilizaban para purificar el aire y como conservantes en la momificación. Las plantas aromáticas también se utilizaban con fines medicinales en la antigua Grecia, en Roma, en China, en India y en toda Europa, hasta que fueron reemplazadas por fármacos de síntesis a finales del siglo XIX. La aromaterapia moderna, junto con el propio término, surgió en la década de 1930, a partir de los trabajos del químico francés René-Maurice Gattefossé sobre los efectos antimicrobianos de los aceites esenciales.

- Aceite de Menta: Es analgésico. Es usado para calmar la respiración y como ayuda digestiva.
- Aceite de Lavanda: Un inconfundible aroma con propiedades terapéuticas, es usado por sus propiedades calmantes y relajantes.
- Aceite de Jazmín: Puede ser sedante.
- Aceite de Romero: Tiene la capacidad de estimular el sistema nervioso.
- Aceite de Tomillo: Tiene propiedades bactericidas.
- Aceites ESI: Son compuestos orgánicos naturales que no son hechos a base de agua aunque son solubles. Contienen líquidos grasos o ácidos como los que se encuentran en los aceites animales y vegetales. Los aceites varían en colores desde cristalino hasta un azul profundo.
- Aceite do Terra: El zumo del limón es exprimido de la cáscara para preservar su naturaleza delicada, sus potentes propiedades son de uso tópico. Son conocidos sus poderes aromáticos y limpiadores.
- Breathe: Contiene hojas de Laurel, Hierbabuena, eucalipto, limón y Raven Sara. Es medicinal al sistema

respiratorio se puede aplicar en pecho y espalda y pies. Su aroma es relajante y permite un sueño tranquilo.

• Deep Blue: Este contiene alcanfor, hierbabuena, manzanilla azul, winter green, blue tassy y osmanthus. Ellos trabajan juntos para calmar el dolor de las coyunturas y los músculos adoloridos sus efectos son profundos y penetrantes y sus resultados son inmediatos.

• Aceites de beber: Es para ayudar a manejar el apetito entre horas. Slim and Sassy contiene toronjas, limón, menta, jengibre y canela. Tomar 8 gotas en 16 onzas de agua, tomar para calmar el hambre, el humor. No contiene azúcar ni cafeína y tampoco cosas artificiales y es 100% terapéutico.

Los aceites esenciales que se emplean con mayor frecuencia en aromaterapia son el de lavanda, apropiado para dolores de cabeza, estados de estrés e insomnio y como primer auxilio en cortes, quemaduras y picaduras de insectos; el de eucalipto, utilizado para los resfriados y la tos; y el de menta, que se usa como estimulante y para combatir las nauseas y el mareo. Se aplican por medio de masajes, baños, compresas o inhalación. Debido a que están muy concentrados -por ejemplo, se necesitan 900 kg de rosas para producir 1 kg de aceite de rosa-, se diluyen en aceite vegetal para los masajes y en agua para los baños y las inhalaciones. Algunos pueden administrarse por vía interna, pero con mucha precaución y bajo supervisión profesional, ya que pueden resultar venenosos si se ingieren de manera inapropiada.

Los aceites esenciales son químicamente complejos -un aceite puede contener entre 50 y 500 sustancias químicas diferentes- y poseen un gran número de propiedades medicinales. Pueden dilatar o constreñir los vasos sanguíneos, servir como sedantes o estimulantes, y actuar sobre las glándulas suprarrenales, los ovarios, el tiroides o en el proceso de digestión. La aromaterapia se considera especialmente útil en el tratamiento de problemas cutáneos, como heridas y quemaduras; problemas respiratorios, como resfriados, tos y sinusitis; dolores musculares, artritis, reumatismo, dolores de cabeza y migraña; y estados relacionados con el estrés, como el insomnio, la ansiedad y la depresión.

Los aceites esenciales y aromáticos tienen efectos sobre la piel u organo cutáneo. En situaciones de enfermedad como picor o comezón, sequedad y estrés, contamos con muchas esencias que se obtienen de la destilación de hierbas, flores y frutos secos que nos proporcionan bienestar permanente o temporal de algunas molestias causadas por un sistema inmunológico deficiente. A continuación conoceremos algunos de estos aceites:

• Aceite de Almendra: Es obtenido de un fruto seco muy rico en nutrientes al cual se le atribuyen propiedades calmantes de episodios de comezón producidos por alergias, psoriasis, eccemas e irritaciones leves sobre la piel del cuerpo. Su aroma es semejante al de la mantequilla derretida y no muy grasoso lo que permite utilizarlo como bloqueador solar en días de paseo en la playa.

• Aceite de Romero: Este acete es utilizado principalmente para fortalecer el cuero cabelludo y el cabello, oscureciéndolo a un tono menos claro. Se utiliza también en el campo de estética para aplicar masajes anti estrés ya que tiene un suave aroma similar al pino, por lo que debe usarse moderadamente en personas alérgicas. Además se considera según recientes descubrimientos que en España y Francia, países de donde proviene, es un aceite rejuvenecedor al evitar la aparición de arrugas.

• Aceite de Linasa: Este aceite es utilizado principalmente para masajear áreas con grasa localizada, como vientre, antebrazos y muslos, ya que tiene propiedades reductoras. Fortalece el sistema digestivo aplicado sobre el vientre. Es extraído de la semilla de Lino, y es originario de Canadá uno de sus principales productores en el mundo.

• Aceite de Fafa: Este aceite es utilizado principalmente para el cabello rizado y reseco, muy popular entre las mujeres asiáticas, mestizas o de raza negra. Aplicado con frecuencia a la hora de peinarse permite liberar los nudos al suavizar las hebras del cabello rebelde. Es extraído de una flor de color púrpura, y se mantiene en envases oscuros sensibles a la luz. Su intenso aroma perfumado es otra de las características de este aceite transparente.

• Aceite de Coco: Al coco se le consideró traer propiedades dañinas durante un tiempo por sus grasas saturadas, pero se sabe que en algunas personas produce efectos realmente beneficiosos. A veces usado como afrodisíaco junto a la canela, y otras en la cocina como refritos, postres y ensaladas como sustituto de la oliva. Produce efectos energizantes para quienes padecen fatiga, debilidad y trastornos musculares.

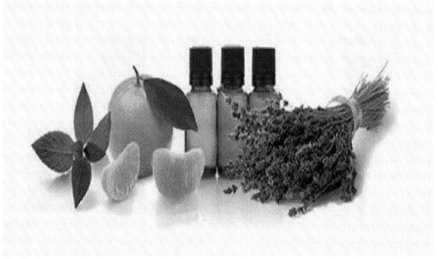

Los defensores de la aromaterapia creen que los aceites esenciales pueden tener un efecto importante sobre el cuerpo y la mente. El arte y la ciencia de la aromaterapia consiste en determinar qué aceite o combinación de aceites es más apropiada en el tratamiento de un estado y una persona concreta.

Lodoterapia

Es un método muy antiguo, usado desde hace siglos. Ya en tiempos de Hipócrates, se usaba el barro con fines milagrosos ya que tanto el agua como los minerales del barro y la arcilla, actúan de forma muy saludable sobre nuestro cuerpo. Aunque a simple vista el tratamiento puede resultar desagradable por el hecho de tener que cubrirnos con barro, la sensación de relajación y bienestar es inmediata.

Beneficios de Lodoterapia. Podemos disfrutar de las propiedades desinflamatorias, refrescantes, absorbentes, descongestionantes, cicatrizantes y calmantes que nos ofrece la logoterapia. Se recomienda para pieles gras o mixtas, ya que la arcilla elimina las manchas del acné y también reduce la celulitis ya que absorbe las toxinas acumuladas bajo la piel. No se debe usar en pieles secas ya que aumenta la sequedad en éstas.

Piedras calientes

Una de las primeras terapias popularizadas en las salas de spa es "Stone Massage", también conocido como Terapia Geotermal. Se describe como la terapia de masaje que incorpora en su protocolo piedras calientes volcánicas o piedras frías de río o mar, así como cristales y piedras semipreciosas. Su objetivo es efectuar un masaje extremadamente relajante y beneficioso para el bienestar general. Básicamente consiste en la utilización de piedras calientes y frías para masajes profundos. Combina a través de una técnica moderna conocimientos milenarios de Geoterapia, Termoterapia y Mesoterapia, consiguiendo, gracias a la sinergia obtenida, producir reacciones fisiológicas y orgánicas de más alto beneficio para el ser humano. Hoy en día, el "stone masaje", es la tendencia mas solicitada en los spa's mas prestigiosos del mundo. En ellos la terapia se complementa con un baño de hidromasaje, con una exfoliación con una envoltura de lodo, con un baño sauna o con una ducha como tratamientos previos.

Durante el tratamiento se utilizan aceites esenciales y música terapéutica, el tamaño, forma, peso y temperatura de las piedras se escoge individualmente de acuerdo a las necesidades y los efectos que pretendemos provocar en el receptor.

El masaje con piedras de obsidiana es una terapia basada en la energía procedente de las tierras volcánicas mexicanas para devolver al cuerpo toda su vitalidad, eliminar toxinas, estimular sus funciones orgánicas y combatir el estrés y la ansiedad. Inspirada en la sabiduría ancestral de los pueblos de Mesoamérica, el tratamiento recupera los beneficios terapéuticos de las piedras, aplicadas sobre el cuerpo mediante presiones, masajes y estímulos térmicos. La eficacia del tratamiento tiene su origen en la acción combinada de las piedras con las que se masajean y presionan distintas zonas del cuerpo. El intercambio de energías, la temperatura de las piedras y el terapeuta conducen al paciente a un profundo estado de relajación y serenidad.

El masaje ocasiona efectos sobre las funciones físicas y psicológicas del cuerpo al producir estímulos mecánicos, térmicos y químicos. Efectos sobre diferentes partes del cuerpo. La piel.- Ayuda a la liberación de células muertas y a la secreción de las glándulas sudoríparas y sebáceas superficiales. Actúa sobre los conductos secretores, evitando obstrucciones que podría dar lugar a quistes, abscesos, etc. Aumenta la temperatura corporal en 2 o 3 C, beneficiando cuando existen trastornos circulatorios o neurovegetativos. El tejido adiposo- Al intensificar la actividad circulatoria y metabólica local y el aumento del flujo sanguíneo favorece la reabsorción del tejido graso (aunque no es posible su total eliminación).

Las propiedades de las piedras Piedras calientes y frías, negras y blancas, se alternan para masajear el cuerpo. Las piedras basálticas son rocas volcánicas oscuras y densas con alto contenido de hierro, cuando mas oscuras son las piedras, mas tiempo retienen el calor, lo que hace que aumente su poder magnético y por lo tanto sus bondades. El basalto presenta colores obscuros, la Riolita, por el contrario, presenta colores claros. Las piedras sedimentarias son efectivas debido a su naturaleza mineral, que acentúa sus propiedades para retener el calor. Su textura debe ser suave y sedosa. Las piedras de mármol son rocas carbonatadas que han sufrido metamorfismo y presentan un aspecto cristalino característico. Son efectivas para equilibrar la temperatura y producen efectos estimulantes.

Este movimiento de energías tiene lugar gracias a la bio-resonancia de las piedras. Debido a que la atmosfera esta cargada de iones negativos, la resonancia neutraliza el aumento de iones positivos que tiene lugar cuando sufrimos estrés o alguna alteración o desequilibrio químico en nuestro cuerpo. Por lo tanto, las piedras amplifican las energías equilibrando los iones positivos y negativos. En oriente, los chakras son los siete centros de energía de nuestro cuerpo. Cada chakra desarrolla una función distinta y se relaciona con un órgano o parte de nuestro cuerpo. Las piedras semipreciosas se utilizan para equilibrar estos centros de energía cuando existe una descompensación en los chakras. A través de las piedras semipreciosas y su resonancia los chakras se activan, se equilibran para reducir el estrés y aliviar las tensiones, eliminando bloqueos, neutralizando emociones y promoviendo el bienestar general y la armonía. Cuando los chakras funcionan bien, los órganos con los que se relacionan reciben la energía necesaria y permanecen saludables, en caso contrario existen desequilibrios y bloqueos. La aplicación de piedras calientes y frías actúan a dos niveles: a).- Estático: al ejercer presiones terapéuticas en puntos concretos. b).- Dinámico: al realizar maniobras de masaje bien definidas. Generalmente durante el masaje se utilizan más de 60 rocas volcánicas de tamaño, origen y forma diferente, se calientan en una olla profesional hasta una temperatura de 36 a 39 grados sin quemar ni dañar la piel. Otra técnica combina 54 piedras volcánicas y 18 de mármol, las primeras se calientan y las segundas se enfrían en un congelador o con hielo. Durante la sesión, el terapeuta coloca sobre el paciente piedras a lo largo de la columna vertebral, el abdomen, la frente, los ojos, las manos, los dedos de los pies y los puntos energéticos del organismo, sin olvidar las piedras semipreciosas en los chakras correspondientes.

Utiliza algunos movimientos sensoriales:

1.- Deslizamiento lento ascendente y descendiente con 2 piedras.

2.- Movimiento rotatorio ascendente y deslizamiento descendente con 2 piedras.

3.- Presiones ascendentes y deslizamiento descendente con 2 piedras.

4.- Amasamiento ascendente y deslizamiento descendente con 2 piedras.

5.- Deslizamiento lento ascendente y vibraciones descendentes con 2 piedras.

6.- Deslizamiento lento ascendente y olas descendientes con 2 piedras.

7.- Deslizamiento de canto con una piedra (rodilla, glúteo, manos y pies).

8.- Presiones circulares de canto con una piedra (manos y pies). 9.-Presión ondulante con 4 piedras (abdomen). 10.- Deslizamientos con presión firme en forma ascendente con una piedra.

El masaje de piedras calientes deben realizarlo solamente profesionales y personas calificadas en masaje. Los masajistas o terapeutas que deseen aplicar esta terapia deben tener una formación adecuada para aprender a colocar las piedras, saber cuáles son los puntos de energía, cómo adaptar las piedras al masaje y sobre todo las contraindicaciones y lo que no se debe hacer durante la aplicación del "stone masage".

Resulta sencillo aprender, la formación dura poco tiempo; pero es necesario efectuarla, puesto que además de los principios básicos del masaje y de una técnica de relajación, esta terapia trabaja con energías, razón por la cual no debe tomarse a la ligera.

Vinoterapia y Chocoterapia

Vinoterapia es una técnica o tratamiento totalmente natural y saludable a partir del cual se utilizan uvas, ya sea la fruta misma con sus pepas, o bien a través de chorros de vino. La vinoterapia se utiliza habitualmente a la hora de limpiar y purificar la piel, gracias a que externamente el vino ayuda a estimular la circulación.

USO DE LA VINO-TERAPIA. En la terapia se hace una exfoliación con vino por todo el cuerpo. Esta exfoliación se hace desde los pies hasta la cabeza por ambos lados, después de reposar un rato la exfoliación. El paciente pasará a la tina, se le añadirá una copa de vino, y allí el paciente se relajará. Y después se termina la terapia con un masaje relajante bien profundo.

BENEFICIOS DE LA VINOTERAPIA. Estos tratamientos de belleza tienen la capacidad, entre otras de tonificar los senos, reafirma los glúteos y el abdomen, rejuvenece los músculos y la piel. También sirve para la relajación a través de masajes con la pulpa de uvas, aceites esenciales y vinos. Estudios científicos al respecto han comprobado que la acción antioxidante de vino actúa con más fuerza que las vitaminas C y E, lo que ha consolidado el uso de esta técnica en pocas clínicas, han encontrado una forma más efectiva de detener el paso del tiempo.

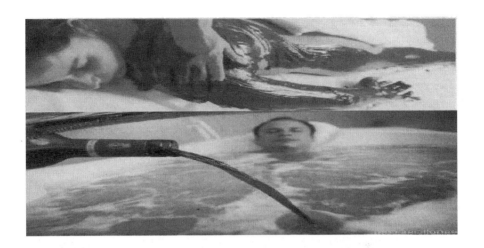

Por otro lado tenemos a la Chocoterapia. El uso del cacao con fines estéticos se obtiene mediante la aplicación directa y superficial de este delicioso alimento sobre la piel. El chocolate Negro o "Dark chocolate" tiene propiedades antioxidantes, tanto por vía oral como cutánea. Consiste en un "peeling" corporal tras el cual se lleva a cabo un masaje, trabajado con chocolate caliente. El resultado es una piel muy tonificada, relajada e hidratada. Es una terapia desestresante y energizante. Además de su uso externo y su sabor, su aroma tiene propiedades estimulantes que estimulan el buen humor. El cacao por su alto contenido en antioxidantes, arremete contra los radicales libres y la oxigenación celular. Al ser rico el polifenoles, reduce la inflamación de los vasos sanguíneos y mejora la circulación. Sus semillas son ricas en exantina y teobromina los cuales son oxigenadores de los tejidos, cumplen un papel fundamental para combatir los signos de envejecimiento, estimula la dermis y rompe la energía térmica.

BENEFICIOS DE LA CHOCOTERAPIA. Los novedosos masajes y baños de chocolate hidratan la piel y combaten la celulitis. También acaba con la tensión, la falta de vitalidad, el cansancio y todos los síntomas del estrés. Recientemente investigadores descubrieron que el chocolate es un elemento potente para conservar la belleza, debido a sus propiedades adelgazantes, desintoxicantes y reafirmantes. Mejora el humor gracias a la producción de endorfinas, hormonas que promueven nuestra sensación de bienestar y felicidad.

Estas hormonas se generan cada vez que una persona está alegre, cuando realizan actividades que dan placer, o cuando encuentran satisfacción en las pequeñas actividades cotidianas.

USO DE LA CHOCOTERAPIA. Con ayuda de una brocha se realiza la cobertura del cuerpo con una mezcla que contenga cacao, cafeina y varios tipos de aceites esenciales que potencian los efectos reductores, estimulantes y drenantes. El proceso de este peeling que se lleva a cabo con un masaje especial en el que se frota el chocolate caliente sobre la piel, da como resultado obtener una piel tonificada, hidratada y relajada.

Lámpara de broceados

Otra terapia que ha alcanzado gran popularidad en los países fríos con pocos días de sol, o incluso en temporadas de invierno son las lámparas de bronceado. Estas son la parte principal de cualquier dispositivo de bronceado que produce luz ultravioleta responsable del bronceado. Existen cientos de diferentes tipos de lámparas de bronceado, la mayoría de las cuales se pueden clasificar en dos grupos básicos: baja presión y alta presión. Dentro de la industria, es común llamar "bombillas" de unidades de alta presión y "lámparas" de unidades de baja presión, aunque hay muchas excepciones y no todos siguen este ejemplo. Ambos tipos requieren un ambiente libre de oxígeno dentro de la lámpara. Las lámparas fluorescentes de bronceado requieren un balasto eléctrico para limitar la cantidad de corriente que pasa a través de la lámpara. Mientras que la resistencia de un filamento en las lámparas incandescentes limita inherentemente la corriente dentro de ella, las lámparas de bronceado no poseen y en su lugar tienen resistencia negativa.

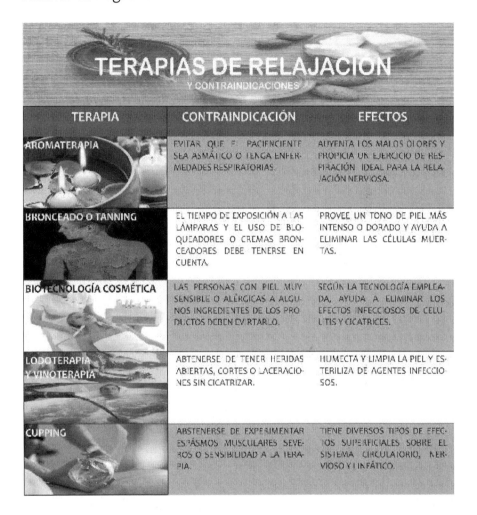

TERAPIA	CONTRAINDICACIÓN	EFECTOS
AROMATERAPIA	EVITAR QUE EL PACIENCIENTE SEA ASMÁTICO O TENGA ENFERMEDADES RESPIRATORIAS.	AHUYENTA LOS MALOS OLORES Y PROPICIA UN EJERCICIO DE RESPIRACIÓN. IDEAL PARA LA RELAJACIÓN NERVIOSA.
BRONCEADO O TANNING	EL TIEMPO DE EXPOSICIÓN A LAS LÁMPARAS Y EL USO DE BLOQUEADORES O CREMAS BRONCEADORES DEBE TENERSE EN CUENTA.	PROVEE UN TONO DE PIEL MÁS INTENSO O DORADO Y AYUDA A ELIMINAR LAS CÉLULAS MUERTAS.
BIOTECNOLOGÍA COSMÉTICA	LAS PERSONAS CON PIEL MUY SENSIBLE O ALÉRGICAS A ALGUNOS INGREDIENTES DE LOS PRODUCTOS DEBEN EVITARLO.	SEGÚN LA TECNOLOGÍA EMPLEADA, AYUDA A ELIMINAR LOS EFECTOS INFECCIOSOS DE CELULITIS Y CICATRICES.
LODOTERAPIA Y VINOTERAPIA	ABTENERSE DE TENER HERIDAS ABIERTAS, CORTES O LACERACIONES SIN CICATRIZAR.	HUMECTA Y LIMPIA LA PIEL Y ESTERILIZA DE AGENTES INFECCIOSOS.
CUPPING	ABSTENERSE DE EXPERIMENTAR ESPÁSMOS MUSCULARES SEVEROS O SENSIBILIDAD A LA TERAPIA.	TIENE DIVERSOS TIPOS DE EFECTOS SUPERFICIALES SOBRE EL SISTEMA CIRCULATORIO, NERVIOSO Y LINFÁTICO.

Son dispositivos de plasma, como un letrero de neón, y pasarán tanta corriente como el circuito externo proporcione, incluso hasta el punto de la autodestrucción. Por lo tanto, se precisa de una carga para regular la corriente a través de ellas.

Las lámparas de bronceado se instalan en las camas de bronceado, en las cabinas de bronceado, en las cubiertas de bronceado o en las unidades de bronceado de lámpara única. La calidad del bronceado (o cuán similar es a un bronceado del sol natural) depende del espectro de la luz que se genera a partir de dichas lámparas.

Arenaterapia

Sabías que según tu tipo piel, en los días de playa puedes aprovechar las propiedades de la arena colocada sobre tu rostro?, Pues para las personas de piel grasa y brillante en zonas del cuerpo como la cara es conocida ya las bondades regenerativas de la arena para acelerar la exfoliación o eliminación de la piel dañada por las impurezas como manchas, acné, cicatrices y arrugas. Dejada por un tiempo máximo de 10 a 20 minutos es suficiente para iniciar el proceso de regeneración cutánea, encoger la piel y cerrar los poros muy abiertos. En cambio, en las zonas del cuerpo con piel sensible como los hombros, no es recomendable colocarla ya que aumenta la hiper sensibilidad y enrojecimiento. Arena, masa desagregada e incoherente de materias minerales en estado granular fino, que consta normalmente de cuarzo (sílice) con una pequeña proporción de mica, feldespato, magnetita y otros minerales resistentes. Es el producto de la desintegración química y mecánica de las rocas bajo meteorización y abrasión. Cuando las partículas acaban de formarse suelen ser angulosas y puntiagudas, haciéndose más pequeñas y redondeadas por la fricción provocada por el viento y el agua.

No tiene que ser precisamente en verano ya que los efectos de los rayos ultravioletas nos afectan todo el año, además de que se ha demostrado que el cuidado de la piel bronceada o expuesta a la luz solar por el tipo de trabajo que se haga, como es el caso de los marineros, constructores, vendedores, transportistas y demás; nos obliga a evitar el bronceado extremo con el uso de sombreros y camisas de manga larga de colores oscuros y no traslúcidos. Aprovecha de este facial natural de arena de playa y descubre sus maravillosos efectos.

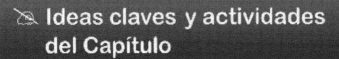

Ideas claves y actividades del Capítulo

IDEAS CLAVES DEL CAPÍTULO

▶ Las Terapias de Relajación son métodos que buscan relajar, eliminar el estrés emocional, proveer de una actitud renovada frente a las preocupaciones y tensiones musculares del paciente que asiste a una clínica estética, a recibir tratamiento holístico, y agrupan muchas opciones que no debemos discriminar al momento de ofrecer un plan de servicios.

▶ La Biotecnología cosmética o aparatología agrupa a toda una gama de aparatos o dispositivos eléctricos que junto a gel específico producen un efecto en la salud general de la piel.

ACTIVIDADES SUGERIDAS

Organice un día de vestimenta libre entre su personal o grupo de estudiantes.

• Organice un evento con estaciones, cubículos y stand con brochures informativos, calcomanías, y demás suvenires de su idea de negocio o emprendimiento independiente con demostraciones en vivo de las terapias de relajación estudiadas en este capítulo, invitando al público en general a escuchar charlas.

Bibliografía

LIBROS :

* 12 Dietas de Plenitud, David Ruiz, Ebook 2016. Amazon

* Vida Natural y salud. Dr. Josep Lluis Berdonces y Pedro Ródenas. Ediciones Cultura Medica Popular.

* Aloe Vera. Neil Stevens. Editorial Sirio. 2da edición 1998. Barcelona, España.

* American Inside Out. Sue Kay y Vaughan Jones. Discover the real you. Myers-Briggs Type indicator. Macmillan, 2007.

* El placer de comer bien: alimentos para prevenir y curar. Leme de Vidal, Eunice. Asociación Casa Editora Sudamericana.

* El milagro de los alimentos. Jean Carper.

* Bertran Prieto, Pol (2019). «Los cuatro niveles de Bioseguridad en los laboratorios». Consultado el 19 de septiembre de 2019.

ENCICLOPEDIAS :

* Enciclopedia Encarta. Microsoft Corporation. 2006.

* Wikipedia.com

DICCIONARIOS :

* Diccionario Oceáno de Sinónimos y antónimos. Editorial Océano. Barcelona, España.

* Diccionario de la Lengua Española. Real Academia Española. Vigésima primera edición. Tomo I y II. Madrid, España. 1992.

PÁGINAS DE INTERNET :

* http://amodelsdiary.blogspot.com Castings Calls

* www.backstage.com. 10 tips for winning Audition.

* https://culturacientifica.com/categoria/fronteras/El ácido hialorúnico no sirve para todo
* https://www.telva.com/dietas
* https://webconsultas.com/dieta paleo, qué es y beneficios
* https://depilaciones.net
* https://www.saludterapia.com/glosario/d/55-masajeconventosas.html

MONOGRAFÍAS, REVISTAS Y OTRAS FUENTES :
* Monografía "Modulos de Estética". Tecnica Lauris Villegas. 2016.
* Fitness Magazine. Nestle. 2007.
* Psicología. Globus Comunicación, S.A. 1997. España.
* Men's Health. Volumen Septiembre. Editorial Televisa. 2008.

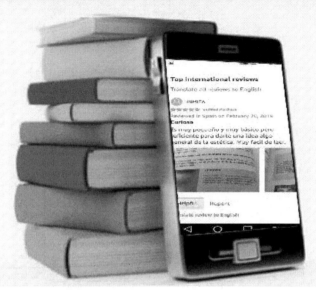

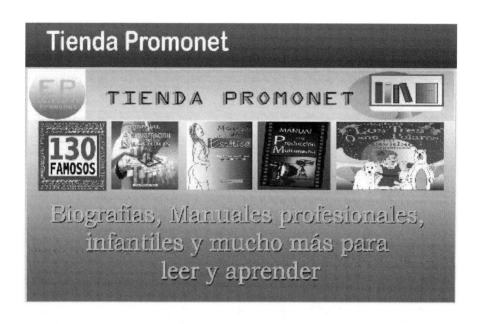

OTRAS PUBLICACIONES DE
"EDICIONES PROMONET"

También disponible en Amazon.com de Ediciones Promonet:

- "Ferrante y el Castillo del Huevo Mágico" por David Ruiz, 2019. Novela de ficción histórica y fantástica acerca de una leyenda en Italia.

- "Jean Santeuil" por Marcel Proust, 1954. Novela de ficción histórica francesa. (2015)

- "Sinónimo de lo desconocido" por Mile Avila, 2019. Novela de romance y suspenso.

- "Muchachos de los Canarreos" por Lázaro Pujol, 2019. Novela aventura juvenil caribeña.

- "Tres Osos Polares en Navidad" por Aaron Ruiz, 2019. Cuento para colorear y leer.

- "Relatos Entre el bien y el mal" por Varios autores, 2019. Colección de relatos de terror y fantasía.
- "Ensayo Ideas Centrífugas" por José Santiago, 2019. Colección de ensayos literarios y sociales desde el entorno español posmoderno.

Para más información de estos volúmenes visite nuestra tienda en línea en el siguiente enlace electrónico.

Tienda Online de Ediciones Promonet

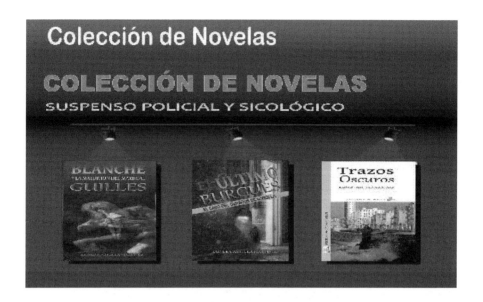

COLECCIÓN DE NOVELAS
SUSPENSO POLICIAL Y SICOLÓGICO

- "<u>Trazos Oscuros</u>" por Rainer Castellá, 2019. Novela de ficción y suspenso sicológico.

- "<u>El Último Burgués: El Caso del Curador de Sorolla</u>" por Rainer Castellá, 2019. Novela policial con visos de realismo mágico.

- "<u>Blanche y la maldición del Mariscal Guilles</u>" por Rainer Castellá, 2019. Novela erótica e histórica para lectores con criterio.

Edición

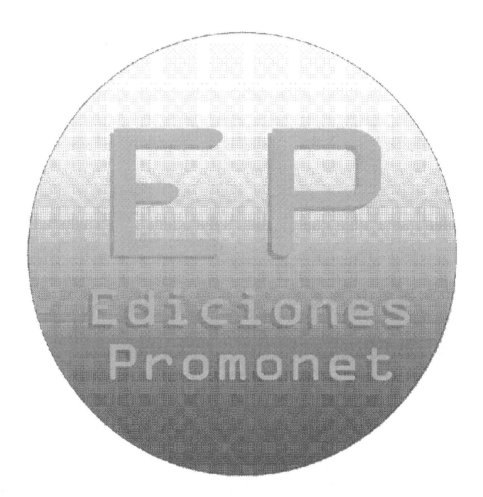

Ediciones Promonet
Promoviendo el conocimiento en la Internet
© 2020

Made in the USA
Columbia, SC
17 May 2022